Samira Peseschkian
Prof. Dr. Nossrat Peseschkian

Der Schmerz und seine Komplizen

Samira Peseschkian
Prof. Dr. Nossrat Peseschkian

Der Schmerz und seine Komplizen

Resilienz bei chronischen Krankheiten

HERDER

FREIBURG · BASEL · WIEN

MIX
Papier | Fördert gute Waldnutzung
FSC® C014496

www.herder.de

Illustrationen (S. 35, 39, 46, 132): Frank Wowra, Berlin

Satz: ZeroSoft, Timisoara
Herstellung: GGP Media GmbH, Pößneck

Printed in Germany

ISBN: 978-3-451-60255-9
ISBN E-Book: 978-3-451-82554-5

In Gedenken an meine Großeltern
Manije und Nossrat Peseschkian

Gewidmet allen, die trotz sichtbarer
oder unsichtbarer Leiden ihren Alltag meistern.

Inhalt

Vorwort

Schmerz ist der häufigste Grund, warum Menschen einen Arzt aufsuchen. Diesen Satz habe ich erstmals vor über 25 Jahren als Medizinstudentin gehört. Seitdem ist er mir oft begegnet. Er ist immer noch wahr – und trifft insbesondere auf chronische Schmerzen zu.

Ich lernte Samira als eine meiner Medizin-StudentInnen kennen – höchstmotiviert, fleißig und brillant. Aber es gab immer wieder Momente, die nicht in dieses perfekte Bild passten. Momente, in denen sie quasi unsichtbar wurde, in denen offensichtlich war, dass etwas nicht stimmte. Als sie eines Tages im Operationssaal fast ohnmächtig geworden war, vertraute sie sich mir an. Das Wissen um ihre Schmerzen machte es mir leicht, die „Momente" einzuordnen – es war kein Desinteresse am Studium. Es hatte nichts mit dem „Außen" zu tun, sondern war ein Problem ihres „Inneren", dass nach außen Wirkung zeigte.

Seit vielen Jahren betreue ich als Neurochirurgin auch chronische Schmerzpatienten. Es ist immer wieder verstörend, zu sehen, wie totalitär ständige Schmerzen in ein Leben einbrechen, wie sie Menschen und ihr Umfeld verändern. Auch für den behandelnden Arzt ist es frustrierend, nur selten Therapien zur Verfügung zu haben, die echte, anhaltende Linderung bringen. Nur dann sehen sie ihre Patienten aufblühen wie vertrocknete Pflanzen, die endlich Wasser bekommen.

Die Geisteshaltung der westlichen Industrienationen ähnelt in medizinischen Belangen einer Reparatur-Mentalität: „Doktor, mach das weg." Aber Krankheit im Allgemeinen und Schmerzen im Besonderen sind in den seltensten Fällen ein kaputtes Rädchen im Getriebe, das man austauscht und der Motor läuft wieder. Es ist ein Zustand, der den ganzen Menschen erfasst – Körper und Geist. Er nagt an der Lebensfreude, der Willensstärke und Beziehungen zu anderen.

Viele haben die Vorstellung, dass Ärzte Krankheiten heilen. Tatsächlich habe ich das in meinem beruflichen Leben nur selten getan. Häufig lindert man Symptome, bis die Krankheit von selbst verschwindet wie bei Grippe und den meisten Bandscheibenvorfällen. Man versucht, den Krankheitsverlauf aufzuhalten oder zu verlangsamen wie bei vielen Krebserkrankungen oder Rheuma. Oder man bekämpft die Auswirkungen einer Krankheit, die nicht heilbar ist, wie beim Diabetes oder hohem Blutdruck. Medikamente sind nur ein kleiner Teil der Therapie. Die stärksten Substanzen können nicht viel ausrichten, wenn der Patient sich nicht auf seine Krankheit einlässt und sein Leben mit ihr lebt.

Wenn chronische Schmerz-Patienten zum ersten Mal in meine Sprechstunde kommen, höre ich oft, ich sei die letzte Rettung. Ihnen sage ich, dass es den Menschen, der ihre Schmerzen wegmacht, nicht gibt, aber dass wir gemeinsam versuchen können, die Situation zu verbessern. Schmerzen als verstehbar und bewältigbar und sich selbst als handelndes Subjekt und nicht als passives Objekt einer Therapie zu erkennen, ist ein langer Weg, den viele Patienten nicht meistern.

Deswegen ist dieses Buch so wichtig. Es erklärt leicht verständlich, was in Körper und Geist bei chronischen Schmerzen passiert und zeigt den steinigen Weg der Bewältigung, der zwar ein Ziel, aber kein Ende hat. Aber nicht nur für Patienten, auch für Menschen in deren Umfeld ist dieses Buch wichtig, weil Fehlinterpretationen oder der Wunsch, dass „alles wieder gut wird“, den Blick für den eigentlichen Weg verstellen. Nicht zuletzt ist es auch ein Buch für „Gesunde“, denn die Mechanismen und Wege, die hier aufgezeigt werden, funktionieren nicht nur im Schmerz, sondern sind universell. In diesem Sinne wünsche ich den LeserInnen bei der Lektüre ebenso viele erhebende und erhellende Momente, wie ich sie hatte.

Dr. med. Stefanie Kästner

(Oberärztin für Neurochirurgie und Schmerzärztin)

Zur Entstehung des Buches

Während monatelang Schmerzen meine Begleiter waren, regte mein Vater mich immer wieder an, einen „Brief an mein Organ" zu schreiben. Die organische Abklärung der Symptome sei unabdingbar, aber ich solle nicht den Einfluss der Psyche außer Betracht lassen. Häufig überbringe der Körper eine Botschaft und jedes Symptom habe etwas zu sagen. Mittels des Briefes sollte ich mit meinen Schmerzen Kontakt aufnehmen und die Botschaft meines Körpers entschlüsseln. Ich lachte und wechselte rasch das Gesprächsthema. So eine „Psycho"-Methode, die er bei seiner Arbeit als Kinder- und Jugendpsychiater anwandte, war mit Sicherheit nichts, was mir helfen konnte. Schließlich würden meine Schmerzen nicht durch Briefeschreiben verschwinden. Das diese Auffassung den Sinn eines solchen Briefes komplett verfehlt, hatte ich zu diesem Zeitpunkt noch nicht verstanden.

Als ich ein paar Monate später meine Großmutter besuchte, sprach auch sie das Thema an und versicherte mir, dass mein Großvater (er war Neurologe und Psychiater) mir zu Lebzeiten gewiss ans Herz gelegt hätte, mit meinen Schmerzen zu kommunizieren. Zum Beispiel indem ich einen Brief an sie adressierte. War das die neue Lieblingsmethode der Peseschkian-Familie? Langsam fragte ich mich, wieso sie alle davon sprachen. Meine Großmutter zeigte mir in dem Arbeitszimmer meines Großvaters seine alten Notizen und Akten. Beim Durchstöbern stieß ich auf eine Kiste mit der Aufschrift: Ein Brief an mein Organ.

Neugierig öffnete ich sie und fand zu meiner Überraschung ein Dutzend handgeschriebener Briefe, die an verschiedene Organe und Krankheiten gerichtet waren. Seine Patienten hatten sie geschrieben und jeder von ihnen war einzigartig. Ich fand Briefe an den Brustkrebs, die Kopfschmerzen, den Diabetes und unzählige andere Krankheitsbilder und Symptome. Einige waren voller Frustration und Wut, andere mit beruhigender Geduld und Humor verfasst. Eines hatten sie jedoch alle gemeinsam: Trotz all der Herausforderungen, von denen die Briefeschreiber berichteten, fand ich in jedem der Briefe eine Komponente der Dankbarkeit für die daraus gewonnene Lektion. Jeder Einzelne schrieb in seinen eigenen Worten davon, dass die Krankheit wie eine Notbremse wirkte. Das Lebenstempo musste reduziert werden und ohne die üblichen Ablenkungen des Alltags war man gezwungen, sich selbst wahrzunehmen.

Tiefer vergraben in der Kiste entdeckte ich nun auch eine Anleitung, die mein Großvater konzipiert hatte. Obwohl ich nach wie vor nicht verstand, welchen Sinn die Übung für mich haben sollte, entschied ich mich in diesem Moment, doch einen Brief an meine Bauchschmerzen zu verfassen. Ich hatte nichts zu verlieren – und vielleicht könnte ich den Psychiatern der Familie zeigen, dass es zwecklos war. Es war herausfordernd, wie in der Anleitung vorgegeben, einen Schritt zurückzutreten, um die Krankheit losgelöst von meinen Emotionen in ihrer Gesamtheit zu analysieren. Ich assoziierte mit ihr nur Schmerz und Herausforderungen. Wie sollte ich eine positive Lektion lernen aus einer Situation, die mich über Jahre hinweg täglich belastete?

Dieses Buch ist kein faktisches Lehrbuch über Psychosomatik und chronische Erkrankungen. Vielmehr strebe ich an, einen Einblick zu geben in die Körper chronisch kranker Patienten und auf die vielen Herausforderungen aufmerksam zu machen, denen sie sich in ihrem Leben stellen müssen. Vielleicht bist du als Leserin oder Leser selbst betroffen oder hast ein Familienmitglied oder einen anderen lieben Menschen, der sich in dieser Situation befindet. Die Wahrheit ist: Die wenigsten von uns kommen im Laufe ihres Lebens um dieses Thema herum und wir alle profitieren davon, uns ein ganzheitliches Bild von Gesundheit und Krankheit zu machen.

Das Buch besteht aus zwei Hauptanteilen: Zunächst werden wir uns mit chronischen Erkrankungen an sich beschäftigen –

und dabei ein besonderes Augenmerk auf ihre „Komplizen" haben (zum Beispiel die Ungewissheit, das Schmerzgedächtnis und die Angst). Diese werden wir mittels ihrer neurophysiologischen Verknüpfung analysieren, um zu verstehen, wieso chronische Erkrankungen alle Bereiche des Lebens beeinflussen können. Wie oft habe ich in medizinischen Vorlesungen Verblüffendes über Verknüpfungen im Gehirn erfahren, was wesentliche Fragen zum Thema chronischer Schmerzen („Wieso gehen chronische Schmerzen mit Angst einher und was passiert dabei im Gehirn?" „Weshalb kann Ablenkung schmerzreduzierend wirken?") erklärt. Doch finden diese Antworten kaum einen Weg aus dem Hörsaal hinaus und bleiben für die breite Gesellschaft meist unbekannt und unzugänglich.

Aufgrund der multifaktoriellen Natur chronischer Erkrankungen werden im Laufe des Krankheitsverlaufes verschiedene Lebensbereiche von ihr durchdrungen. Deshalb befassen wir uns im zweiten Teil des Buchs eingehend mit den Behandlungsmöglichkeiten chronischer Erkrankungen. Dabei werden wir uns exemplarisch mit der Positiven Psychotherapie auseinandersetzen, die die Vielschichtigkeit von chronischen Erkrankungen berücksichtigt. Die diesem Buch zugrunde liegende Methodik der Positiven Psychotherapie entstammt den Forschungsprojekten und Büchern meines Großvaters, Prof. Dr. med. Nossrat Peseschkian. Diese weltweit anerkannte Methode ist nicht auf Erkrankungen spezifiziert, sondern im Gegenteil eine Methode für jedermann zur persönlichen Reflexion seines/ihres Lebens. Wir werden uns mit Themenbereichen beschäftigen wie: Was bedeutet es, Balance in seinem Leben zu haben? Wie kommen innere Konflikte zum Vorschein oder an die Oberfläche und was für einen Einfluss haben sie auf unser Leben? Am Ende erhältst du als LeserIn mit einer Anleitung und Beispielen die Möglichkeit, das Reflexionsmedium des Briefeschreibens für dich selbst zu nutzen und einen Brief an deine eigenen Symptome zu verfassen.

Denn chronische Krankheiten und ihre Komplizen besser zu verstehen, ist nicht nur für Ärzte wichtig – für PatientInnen ist dieses Wissen ein Weg, Resilienz zu entwickeln und das Leben mit der Krankheit selbstbestimmter zu gestalten beziehungsweise belastende Selbstzweifel oder Schuldgefühle hinter sich zu lassen.

Einleitung: Vom besten Freund zum meistgehassten Feind

Gesundheit ist nicht alles, aber ohne Gesundheit ist alles nichts. Neun Zehntel unseres Glücks beruhen allein auf der Gesundheit.
(Arthur Schopenhauer)

Februar 2018: Der Beginn meiner Fahrt auf der Gesundheits-Achterbahn. Woher kamen plötzlich diese starken Bauchschmerzen? Waren es die Nachwehen einer Grippe, der Stress des Medizinstudiums oder hatte ich vielleicht doch nur etwas Falsches gegessen? Zu diesem Zeitpunkt hätte ich es mir in meinen wildesten Träumen nicht ausmalen können, noch hätte ich es mir gewünscht, dass ich später, nach zweieinhalb Jahren täglicher Schmerzen, die seltene Diagnose Dunbar-Syndrom bekommen würde, eine Krankheit, die nur fünf von einer Millionen Menschen betrifft.

Lasst uns von vorne anfangen. 20 Jahre alt, aktiv und sportlich, so hätte ich mich Anfang 2018 selbst beschrieben. Doch dann kam der Tag, als ich beim Lauftraining für einen Halbmarathon bereits nach ein paar Kilometern erschöpft nach Luft schnappte. Ein ungewöhnlicher Umstand, denn ein paar Wochen zuvor war ich noch problemlos 15 Kilometer gejoggt. Jetzt fühlte sich mein Körper schwer an, als müsste ich bei jedem Schritt fünf Kilo Blei an meinen Füßen mitziehen. Das war nicht nur eine verschlechterte Kondition, irgendetwas fühlte sich falsch an. Einige Tage nach dem Trainingslauf stellten sich dann plötzlich meine neuen „Mitbewohner" vor: Bauchschmerzen, ein unangenehmes Völlegefühl, Übelkeit und komplette Appetitlosigkeit. Auch ein Schwindel überraschte mich von nun an häufig und es schlich sich über die nächsten Monate ein Gewichtsverlust von 15 Kilogramm ein.

Zunächst versuchte ich hartnäckig, die Schmerzen wieder loszuwerden. Ich machte mich auf die Suche nach der Ursache. Waren es meine geliebten Intoleranzen? Meine besten Freunde Laktose-, Fruktose- oder Histamin-Intoleranz? Ich suchte zahlreiche Fachärzte auf, die mich mehreren Gastroskopien, Endoskopien und Bluttests unterzogen und mir verschiedene Schmerzmedikamente verschrieben. Auch Homöopathie wurde nicht ausgelassen und ein strenger Diätplan eingeführt. Ich wurde vom Nutella-Liebhaber und Genussmensch zur glutenfreien, laktosefreien, zuckerfreien und histaminvermeidenden Spießerin. Immer wieder wurde ich gefragt: „Was darfst du überhaupt noch essen? Bleibt da eigentlich noch etwas übrig?" Etwas schon: Weißer Reis mit Brokkoli und ein wenig Hähnchen wurden zu meinen engsten Gefährten.

Eine richtige Lösung fand sich jedoch nicht. Die Schmerzen blieben und das Ergebnis aller Untersuchungen waren unauffällige Befunde. Eigentlich ein Grund zur Freude – oder etwa nicht? Wieso hatte ich dennoch tägliche Schmerzen? Dachte ich mir das alles nur aus? Nach sechs langen Monaten stellte man dann bei einer Magenspiegelung mit endoskopischer Kamera fest, dass die intestinale Wand meines Darms durchlässig war. So gelangten Giftstoffe, Essensreste und Bakterien in mein Blut und verursachten Immunreaktionen. Die Ursache für meine Probleme schien gefunden: „Leaky-Gut-Syndrom". Eine Untergruppe des Reizdarmsyndroms und die Lieblingsdiagnose aller verzweifelten Gastroenterologen. Doch half mir dieses „Etikett"? Hat es das Schmerzniveau oder sogar die Behandlung verändert? Leider nein. Rückblickend weiß ich, dass dies nur eine von vielen falschen Diagnosen auf dem langen Weg zu meiner tatsächlichen Diagnose sein würde.

Es gab kaum mehr etwas, das ich nicht probiert habe: drei Magenspiegelungen (weil jeder Arzt die Kompetenz des anderen anzweifelte), zwei Darmspiegelungen, Antibiotika, Schmerzmedikamente, Akupunktur, Heilerde vor jeder Mahlzeit (schmeckt so eklig, wie es sich anhört), 24h-Knochenbrühe-Fasten, Biophysikalische Therapie und eine Moxa-Therapie (aus der Traditionellen Chinesischen Medizin). Nichts brachte mich einer Lösung näher, und das, obgleich die Spurensuche wirklich kein Vergnügen war. Für die Moxa-Therapie wurde ich von meiner Familie sogar nach draußen verbannt. Die Methode wird bei vielen chronischen Erkrankungen sowie Entzündungen mit großer Wirksamkeit eingesetzt. Dabei werden Akupunktur-Punkte anstelle von Nadeln mit intensiver Wärme gereizt. Die getrockneten und in Zigarettenform gerollten Beifußblätter, die man dazu über der Haut abbrennt, entwickeln allerdings einen, sagen wir mal, „ungewöhnlichen" Geruch. So saß ich abends auf einer Parkbank und zündete meine „Zigaretten" an, die ich dann auf die verschiedenen Körperstellen legte. Über die Grimassen der Passanten schweige ich lieber.

Ich entwickelte mich zusehends von einer doch eher sportlichen Person (zumindest hatte ich auf der höchsten Landesebene Tennis gespielt) zur „Frührentnerin", deren Gedanken nur noch darum kreisten, wie sie ihre zahllosen Medikamente, Probiotika und Vitamine in der richtigen Menge zur richtigen Zeit einzunehmen hatte. Nicht nur das Essen und der Sport waren beeinflusst durch die Schmerzen, auch bei meinem Medizinstudium war ich beeinträchtigt. Ich hatte Schwierigkeiten, den Vorlesungen zu folgen, während ich Stiche im Magen spürte. Der Schmerz wollte alle meine Aufmerksamkeit und ließ sich auch nicht vom spannendsten Vortrag über Anatomie beruhigen. Mit der Zeit schlich sich auch eine konstante Müdigkeit in das Geschehen.

In Prä-Krankheitszeiten lautete mein Essens-Motto: „Lecker, schnell und vor allem viel." Jetzt verging mir durch die nach jeder Mahlzeit auftretenden Schmerzen immer mehr der Appetit. Ich tauschte große Teller gegen kleine Schüsseln aus. Bald räumte ich auch die kleinen Schüsseln zurück in den Schrank und füllte mein Essen in Teetassen. Eine Teetasse, eine Mahlzeit. Und trotzdem fühlte ich mich auch nach diesen Kleinstportionen derartig voll, als hätte ich eine halbe Weihnachtsgans verschlungen.

Die Portionsgrößen, die ich zu mir nahm, beeinflussten auch meine Wahrnehmung der geeigneten Mengen, wenn ich für meine Familie kochte. Während ich von Resten für eine ganze Woche ausging, war bei meiner Familie nach dem Essen gerade mal der Appetit angeregt, ganz zu schweigen davon, dass sie satt gewesen wäre. Zwar kochte ich nach wie vor gerne und verbrachte wie früher Stunden damit, mir auszumalen, was ich einkaufen, zubereiten und essen wollte. Häufig scheiterte ich aber in der Umsetzung des letzten Schrittes, dem Essen selbst. Meine Beziehung zum Essen hatte eine 180-Grad-Wendung gemacht: vom besten Freund zum meistgehassten Feind. Vielleicht war ich durch die nicht enden wollenden Beschwerden auch zum Pawlow'schen Hund (siehe S. 48) geworden. Die Angst vor den Schmerzen nahm bald einen so großen Teil von mir ein, dass ich sie schon kommen sah, bevor ich überhaupt den Löffel zum Mund hob.

Den Gipfel meiner Frustration erreichte ich 2019, rund ein Jahr nach der fälschlichen Leaky-Gut-Diagnose, als ein Gastroenterologe mich nüchtern anblickte und feststellte: „Die gute Nachricht ist, dass Sie keine verkürzte Lebenserwartung haben, sondern nur eine geringere Lebensqualität." Einerseits schwand meine Kampfbereitschaft, andererseits wuchs meine Angst, lebenslänglich Schmerzen leiden zu müssen. Mir blieben nur zwei Möglichkeiten: Entweder ich akzeptierte, dass ich ein Leben lang nur Portionen von zwei bis drei Bissen essen konnte, um Schmerzen zu vermeiden. Oder ich gab einer alternativen Heilmethode unvoreingenommen eine Chance. Beide Optionen gefielen mir nun nicht besonders gut. Doch der Gedanke, als „junge Rentnerin" eine restriktive und schmerzbelastete Existenz zu fristen, war derart beängstigend, dass ich schließlich die Alternative in Erwägung zog.

Ich kannte bei mir selbst wie auch in meinem Freundeskreis ein skeptisches Misstrauen gegenüber ganzheitlicheren Methoden zur Behandlung körperlicher Symptome, die auch die Psyche als Akteur verstehen. Unvoreingenommen zu sein, ist auch nicht einfach, denn obwohl Akzeptanz von psychischen Krankheiten gewachsen ist, so schwingen beim Thema Psyche weiterhin Vorurteile und Scham mit und Betroffene erleben nach wie vor Diskriminierung. Als Medizinstudentin hörte ich im Klinikalltag regelmäßig Sätze wie: „Der Patient hat nichts. Das ist nur in seinem Kopf…“, „Ist bestimmt psychosomatisch.“ Wer kann da unvoreingenommen bleiben? Ich konnte es jedenfalls nicht. Und das, obwohl ich ausgerechnet in einer Familie von Psychiatern groß geworden bin. Oder war genau das der Grund für meine Skepsis? Jedes Mal, wenn ein Familienmitglied auch nur ansatzweise vorschlug, dass ich mit Blick auf meine Erkrankung die psychische Komponente nicht außer Acht lassen sollte, ging ich demjenigen jedenfalls fast an die Gurgel und sagte: „Das ist nicht psychisch! Ich habe mir das nicht selbst angetan.“

Rückblickend weiß ich: Die Vorstellung, dass organische Störungen nicht auch durch unsere Lebensweise und Lebenseinstellung beeinflusst werden, muss verworfen werden. Eine Trennung von Psyche und Körper in zwei Systeme, die unabhängig voneinander krank oder gesund sind, ist weder faktisch korrekt noch realistisch. Krankheiten sind häufig weder rein somatisch noch rein psychisch, denn es herrscht ein enges Zwischenspiel der Systeme. Körper und Psyche bilden eine Einheit.

Dass ich selbst dieser fragmentierten Denkweise anhing und meine Krankheit nur somatisch abklären ließ, hinderte mich monatelang daran, auch anderen „nicht schulmedizinisch orientierten Therapien“ eine Chance zu geben. Als bei mir schließlich doch noch eine Fehlbildung entdeckt wurde, stand im Sommer 2020 eine Operation auf dem Plan. Nachdem die bei mir durch das Dunbar-Syndrom verursachte verringerte Blutzufuhr zum Magen wieder normalisiert worden war, hätte ich rein körperlich beschwerdefrei sein müssen. Es zeigte sich aber, dass auch in meinem Fall eine psychische Komponente, das sogenannte Schmerzgedächtnis, mitspielte: Die Kaskade der Schmerzreduktion wurde zu einem intensiven und monatelangen Prozess und die „mechanische Reparatur" durch die Operation war erst der Anfang, nicht etwa das Ende meiner Reise zur Genesung. Und das Werk meines Großvaters wurde zum Teil dieser Geschichte.

Teil I

Chronische Krankheiten

Für eine spezielle Ausstellung hatte man einen Elefanten in einen dunklen Raum gebracht. Die Menschen strömten in Scharen herbei. Da es dunkel war, konnten die Besucher den Elefanten nicht sehen, und so versuchten sie, seine Gestalt durch Betasten zu erfassen. Da der Elefant groß war, konnte jeder Besucher nur einen Teil des Tieres greifen und es nach seinem Tastbefund beschreiben. Einer der Besucher, der ein Bein des Elefanten erwischt hatte, erklärte: „Der Elefant sieht aus wie eine starke Säule." Für einen zweiten, der die Stoßzähne berührte, war klar: „Der Elefant hat die Form eines spitzen Gegenstandes." Ein dritter, der das Ohr des Tieres ergriff, behauptete: „Der Elefant ist eine Art Fächer." Mit gleicher Überzeugung aber meinte der vierte, der über den Rücken des Elefanten strich, dass der Elefant so gerade und flach sei wie eine Liege.[1]

Chronische Erkrankungen sind als Begriff fester Bestandteil unseres Wortschatzes, aber wenn wir ehrlich sind, haben wir weder als Gesellschaft noch als Ärzte einen besonders guten Durchblick, was den Kern der Sache angeht. Weder über die Ursachen noch den Entstehungszeitpunkt noch die Art der Behandlung herrscht Einigkeit und es bedarf weiterer Forschung, um unsere Wissenslücken zu schließen. Doch ob wir „chronische Krankheiten" nun verstehen oder nicht, die meisten von uns kommen im Laufe des Lebens mit ihnen in Kontakt. Entweder durch Erfahrung am eigenen Leib oder durch Berührungspunkte bei Verwandten oder Bekannten. Die Last chronischer Erkrankungen beeinflusst uns dabei aber nicht nur auf persönlicher Ebene, sondern auch als Gesellschaft. Aus einem Report des Instituts für Allgemeinmedizin der Goethe-Universität Frankfurt geht hervor, dass in Deutschland mehr als jeder Fünfte unter 30 Jahren an einer chronischen Erkrankung leidet. Mit zunehmendem Alter steigen diese Zahlen noch, bei den 65-Jährigen ist es sogar mehr als jeder Zweite.[2] In ihrer Analyse chronischer Schmerzerkrankungen beschreiben die Autoren, wie schwierig es ist, Fragen nach der „Bedeutsamkeit" chronischer Schmerzen zu beantworten, denn die Bedeutung einer Krankheit hängt immer maßgeblich von der gewählten Perspektive ab. Aus Sicht des Patienten sind es die Lebensqualität, Krankheitslast und Sterblichkeit, die einen besonderen Stellenwert einnehmen. Aus Sicht der Gesellschaft ist es die Arbeitsunfähigkeit und Frühberentung von Patienten sowie die damit einhergehenden Kosten. Der durch chronische Krankheiten entstehende Versorgungsaufwand verursachte 2015 Kosten von fast 340 Milliarden Euro. Allein Krankheiten der Wirbelsäule und des Rückens schlugen mit 10,9 Milliarden Euro zu Buche, dicht gefolgt vom Bluthochdruck mit 10,1 Milliarden Euro. Auch in Bezug auf Arbeitsunfähigkeit liegen chronische Krankheitsbilder an der Spitze des Verursacherfelds. Besonders dominant sind hierbei die Erkrankungen des Muskel-Skelett-Systems und psychische Erkrankungen, welche gemeinsam ein Drittel der Fehlzeiten und 40 Prozent der Langzeit-Arbeitsunfähigkeit ausmachen. Weil sowohl persönliches Leiden als auch gesellschaftliche Kosten so hoch sind, bleibt es unabdingbar, chronische Krankheiten besser zu erforschen sowie die Ursachen, Behandlung und vor allem Prävention auszubauen.

Eine allgemeine einheitliche Definition von chronischen Erkrankungen gibt es zwar derzeit noch nicht, man beschreibt damit aber in der Regel lang andauernde und schwer heilbare Krankheitsverläufe. Ab einer Dauer von mindestens sechs Monaten bis zu einem Jahr grenzt man chronische Krankheiten von akuten ab. Mit der „Chronizität" gibt es also einen gemeinsamen Nenner – abgesehen davon unterscheiden sich die häufigsten Diagnosen aber in so ziemlich jedem anderen Bereich: angefangen bei den verschiedenen betroffenen Organen oder Körperteilen über die Art der Symptome und deren Schweregrad bis hin zur Behandlung. Manche chronische Krankheiten gehen mit Schmerzen einher, andere nicht. Und selbst innerhalb des Krankheitsbilds „Chronische Schmerzerkrankung" finden wir maßgebliche Unterschiede: Die Schmerzen können stechend, ziehend, pulsierend, krampfend sein. Auch die Ursachen sind bei einzelnen chronischen Erkrankungen unterschiedlich. Bei manchen ist die Genetik der Haupttäter (zum Beispiel bei Typ 1 Diabetes), andere werden im Zusammenspiel von Umwelteinflüssen, Lebensstil und altersbedingter Abnutzung ausgelöst (zum Beispiel Arthrose). Betrachtet man die weitgefächerte Liste chronischer Erkrankungen, bleibt fast kein Organ außen vor – „von Hacke bis Nacke" –, wüten Diabetes, Krebserkrankungen, Herz- und Kreislauferkrankungen, Erkrankungen des Muskel- und Skelettsystems, Atmungssystemerkrankungen und psychische Störungen und beeinflussen unsere Lebensqualität, unsere Arbeitsfähigkeit und unsere Sterblichkeit.

Chronische Krankheit ist nicht gleich chronische Krankheit

Chronische Erkrankungen lassen sich in zwei Gruppen aufteilen: Die erste besteht aus den Erkrankungen, die eine konkrete Diagnose haben. Dazu gehören beispielsweise Diabetes, Multiple Sklerose, chronisches Herzversagen und so weiter. Die zweite Gruppe sind die medizinisch ungeklärten Erkrankungen. Ihnen lässt sich keine bestimmte Diagnose zuweisen, obwohl Patienten in ihrem Verlauf chronischer Symptome haben. In Gruppe zwei gehörte auch ich mit meinen Bauchschmerzen. Andere Beispiele sind das Schmerz-Symptom Fibromyalgie (bei dem man Muskelschmerzen, Müdigkeit, Erschöpfung und Schlafstörungen hat),

Rückenschmerzen, orthopädische oder neurologische Beschwerden. Bei dieser Gruppe spricht man von „funktionellen Erkrankungen". Das bedeutet, dass keine pathologische Schädigung eines Organs erfasst wurde, die Funktion von Organsystemen jedoch trotzdem gestört ist. Funktionelle Erkrankungen sind unter dem Hauptbegriff der Psychosomatik einbegriffen.

Es gibt eine Vielzahl verschiedener Ursachen für diagnostizierbare chronische Erkrankungen wie für funktionelle Erkrankungen. Die Symptome sind aber in beiden Gruppen oft identisch und für den Patienten nicht zu unterscheiden. Und auch ohne Diagnose ist das Leiden der Patienten in Gruppe zwei nicht weniger groß.

Ist alles nur in meinem Kopf? Ein kleiner Ausflug in die Psychosomatik

Bin ich schuld? Ist alles nur in meinem Kopf? Diese Fragen stellen sich besonders häufig Menschen, die an medizinisch ungeklärten Symptomen leiden. Diese Störungen sind wie bereits erwähnt „funktionell", das heißt, es kann keine unterliegende krankhafte Störung eines Organs gefunden werden, die Funktion des Organs ist jedoch trotzdem eingeschränkt. Wir können uns das so vorstellen: Unser Nervensystem ist wie ein Satellitenradio. Auch wenn es technisch einwandfrei funktioniert, hören wir nur Rauschen, solange das Radio nicht auf den richtigen Sender eingestellt ist. Das System funktioniert, aber die Kommunikation ist gestört.

Bei Patienten mit funktionellen Störungen wird in der Regel von „Psychosomatik" gesprochen. Davon gehört hat wohl jeder schon einmal, aber was genau bedeutet psychosomatisch? Der Begriff setzt sich aus den griechischen Worten Seele (Psyche) und Körper (Soma) zusammen und entsprechend befasst sich das Fachgebiet Psychosomatik mit seelischen Beschwerden, die sich in körperlichen Symptomen äußern. Der Mensch wird dabei ganzheitlich in all seinen Facetten betrachtet und die Wechselwirkungen zwischen körperlichen, psychologischen und sozialen Bedingungen werden bei einer Erkrankung analysiert. Ist das seelische Befinden erheblich gestört, äußert sich das häufig körperlich. Aber auch umgekehrt kann eine körperliche Erkrankung einen Menschen seelisch aus dem Gleichgewicht bringen.

Lange Zeit folgte man in der Medizin der Annahme, psychische Ursachen für körperliche Symptome seien die Ausnahme und ausschließlich in bestimmten Krankheitsbildern vorzufinden, den sogenannten „Holy Seven“: 1. Magengeschwür, 2. Asthma, 3. Arthritis, 4. Neurodermitis, 5. Bluthochdruck, 6. Schilddrüsenüberfunktion und 7. chronisch-entzündliche Darmerkrankungen. Inzwischen hat hier aber ein Umdenken stattgefunden. Beispielsweise in Deutschland geht man davon aus, dass rund 80 Prozent der Bevölkerung im Leben eine Erkrankung erleiden, die nicht rein körperlich, sondern auch psychisch bedingt ist.[3] Eine solche Zahl verdeutlicht ganz klar, dass das Zusammenspiel von Körper und Psyche keine Rarität, sondern der Normalfall ist. Nur wie stark Psyche und Körper jeweils beteiligt sind, variiert von Fall zu Fall. Immer schon gibt es unzählige Beispiele für physiologische (nicht krankhafte) körperliche Reaktionen auf emotionale Ereignisse, wie Tränen bei Trauer, Herzrasen bei Angst und Schwitzen bei Nervosität. Psyche und Körper sind immer im Wechselspiel und das nicht nur in Krankheit. Die Fragmentierung der zwei voneinander getrennten Systeme ist ein künstliches Konstrukt. Schon Platon bemerkte: „Das ist der größte Fehler bei der Behandlung von Krankheiten, dass es Ärzte für den Körper und Ärzte für die Seele gibt, wo beides doch nicht getrennt werden kann.“

An einer Tafel in der Notaufnahme stehen bereits Informationen von Patient X, der gleich vom Rettungswagen eingeliefert werden wird. Verdacht auf Krampfanfall. Im nächsten Moment schieben die Rettungssanitäter den Mann auf der Trage herein und berichten: Von einem Moment auf den nächsten hätten sich die Fäuste des Patienten geballt und er habe an allen Extremitäten gezuckt und gekrampft. Der Anfall habe drei Minuten gedauert, seither sei er lethargisch, aber wieder bei Bewusstsein. Die Familie, die den Notruf gewählt hat, sagte, dies sei bereits der dritte Anfall gewesen.

Sofort wird ein Bild des Kopfes (Computertomographie), ein EEG (Elektroenzephalografie), Bluttests und Untersuchungen des Blutzuckers angefordert, um abzuklären, wieso dieser Patient immer wieder Krampfanfälle erleidet – denn es gibt unzählige mögliche Ursachen: eine Alkoholvergiftung, ein Schädelhirntrauma (zum Beispiel durch einen Sturz), eine Infektion, eine kreislaufbedingte Synkope (Ohnmacht) oder eine Epilepsie (eine Erkrankung, bei der die Krampfschwelle im Gehirn herabgesenkt ist), um nur einige wenige zu nennen. Alle Untersuchungsergebnisse von Patient X kommen „unauffällig“ zurück. Weder das CT noch das EEG zeigen etwas Pathologisches (Krankhaftes).

Nach unzähligen sorgfältigen Untersuchungen stellt sich heraus Patient X hatte einen psychogenen nicht epileptischen Anfall erlitten. Er ist damit keinesfalls allein. Circa jeder fünfte Krampfanfall entpuppt sich als psychogen und unterliegt keiner neurologischen Ursache wie einer Überstimulation der Nervenzellen.[4] Die Symptome sind aber für nicht spezialisierte Mediziner (und manchmal sogar für Neurologen) nicht immer von einem epileptischen Anfall zu unterscheiden. Die gleichartige und kaum unterscheidbare Symptomatik von psychisch verursachten und somatisch verursachten Krankheiten ist ein Muster, das die gesamte psychosomatischen Medizin durchzieht.

20 Prozent der Patienten in den Wartezimmern deutscher Hausarztpraxen leiden an psychosomatischen Beschwerden.[5] In der Regel ist ihnen das nicht bewusst oder sie werden es schwer nachvollziehbar finden, dass ihre Symptomatik nicht rein körperlich ist. Wenn nach vielen Untersuchungen schwere Krankheiten ausgeschlossen werden können, ist das eigentlich

eine gute Nachricht. Doch Patienten sind häufig regelrecht enttäuscht. Die ersten Reaktionen auf die Mittleitung des Arztes, dass keine krankhaften Veränderungen als Ursache für die Beschwerden festgestellt werden können und möglicherweise etwas Psychosomatisches vorliegt, ist fast immer: „Aber ich habe mir das nicht ausgedacht!“, „Ich habe doch wirklich Schmerzen!“.

Woher kommt diese Angst des Patienten? Sie entsteht aus dem Gefühl, dass seine Beschwerden und Schmerzen nicht von seinen Mitmenschen und Ärzten validiert wird, wenn diese nicht den Stempel einer Diagnose aufgedrückt bekommen. Die irische Neurologin Suzanne O'Sullivan, die sich eingehend mit diesem Zusammenhang beschäftigt, schreibt dazu: „Vielleicht ist es an der Zeit, dass wir aufhören die Etiketten von Erkrankungen zu verändern und stattdessen die Einstellungen zu psychischen Erkrankungen verändern." Um Patienten dann die Angst zu nehmen, nicht ernst genommen oder als „Psycho“ abgestempelt zu werden, ist von großer Wichtigkeit, dass von ärztlicher Seite betont wird, dass psychosomatische Beschwerden nicht imaginär sind. Dass sie so real und schmerzhaft wie somatische Erkrankungen sind.

Im Zweifel für den Angeklagten: Ohne Beweise darf es keinen Schuldspruch geben. Das gleiche Prinzip gilt in der Somatik: Haben die Ärzte einen Verdacht auf ein bestimmtes klinisches Bild, werden klinische Untersuchungen (Bildgebung, Bluttests etc.) durchgeführt, um den Verdacht zu bestätigen. Nur so kann eine definitive Diagnose gestellt werden. Bei psychosomatischen Erkrankungen ist diese „Beweisführung“ so nicht umsetzbar, was eine große Herausforderung für Ärzte und Patienten ist. Statt direkt durch zielgerichtete Untersuchungen eine Diagnose zu stellen, wird in der Psychosomatik eine sogenannte Ausschlussdiagnose gestellt, indem man eine organische Störung nach der anderen als Ursache der Beschwerden ausschließt. Patienten hoffen in diesem Prozess oft, dass der Arzt vielleicht einen Fehler gemacht hat, etwas übersehen hat und sie doch noch eine „richtige" Diagnose bekommen. Wieso?

Aus Sicht eines psychosomatischen Patienten wäre es oft leichter, eine „richtige" Diagnose zu erhalten wie zum Beispiel Diabetes oder Parkinson. Zwar ist das an und für sich nicht erfreulich, doch weiß man dann ganz genau, was einen erwartet, wie die Behandlung verlaufen wird und – egal wie beängstigend es auch sein mag – was auf einen zukommt. Man hätte die Gewissheit, die psychosomatischen Patienten in der Regel fehlt, ein „Etikett", das das eigene Leiden für die Außenwelt validiert.

Psychosomatische Erkrankungen werden entsprechend häufig von Selbstzweifeln begleitet. „Bin ich überhaupt krank?", „Bilde ich mir das alles nur ein?" Dabei wird auch das eigene Selbstbild in Frage gestellt und die innere Stärke angezweifelt. „Bin ich vielleicht doch schwächer, als ich dachte?"

Zweifel an der Validität einer psychosomatischen Krankheit spüren Patienten aber nicht nur aus sich selbst heraus, auch von außen wird ihnen häufiger mit Vorurteilen begegnet, denn leider haftet allein dem Wort „Psyche" nach wie vor ein Stigma an. Was Akzeptanz und Empathie von Mitmenschen betrifft, rangieren lebensbedrohliche Erkrankungen ganz vorne (und das natürlich nicht ohne Grund). Psychische und psychosomatische Erkrankungen hingegen stehen ganz hinten. Da hält sich das Mitleid meist in Grenzen. Auch ich bemerkte einen Unterschied. Hatte ich mit meinen unerklärlichen Bauchschmerzen lange Zeit auf der untersten Stufe der Empathie-Leiter gestanden, kletterte ich in dem Moment, als ich schließlich meine Diagnose erhielt, ein gutes Stück nach oben. Dabei hatten sich meine Schmerzen nicht verändert, sie trugen jetzt nur ganz offiziell einen Namen.

Die fehlende Akzeptanz von außen ebenso wie die Selbstzweifel der Patienten wirken leider auch negativ auf die Genesungschancen von psychosomatisch Erkrankten. O'Sullivan sagt dazu: „Für die meisten Betroffenen hängt die Akzeptanz der Diagnose davon ab, wie die Krankheit gesehen wird. Diejenigen, die es akzeptieren können, haben die besten Chancen auf Genesung."

Unter allen chronisch Erkrankten quälen sich insbesondere die funktionellen Patienten mit Schuldfragen. Ihr innerer Kritiker will sie überzeugen, dass sie Schuld tragen für ihre Symptome. Das Gefühl von Schuld wird immer beeinflusst durch verinnerlichte Vorstellungen von „richtig" und „falsch", welche wiederum durch die Werte einer Gesellschaft geprägt werden. In einer Studie über den Zusammenhang von Schmerz und Schuld nahmen die Autoren eine Einteilung in drei spezifische Komponenten des Schuldgefühls vor:[6]

Soziale Schuldgefühle
Werden ausgelöst, wenn man den sozialen Verantwortungen nicht nachkommt, zum Beispiel andere im Stich lässt oder eine Last für andere ist.

Schmerzens-Schuldgefühle
Werden ausgelöst, wenn man die Schmerzen nicht in den Griff kriegt und überzeugt ist, man strenge sich nur nicht genug an, um es zu schaffen.

Schmerz-Verifizierungs-Schuldgefühle
Werden ausgelöst, wenn man die Schmerzen nicht legitimieren kann (zum Beispiel anhand einer Diagnose), und sind besonders prominent bei medizinisch ungeklärten Symptomen in Abwesenheit einer organischen Ursache. Patienten befürchten mitunter, die Schmerzen selbst verursacht zu haben, oder sie haben das Gefühl, sich verteidigen und beweisen zu müssen, dass ihre Schmerzen wirklich existieren.

In einem Teufelskreis verstärken Schuldgefühle erst Selbstzweifel und Selbstzweifel dann wiederum Schuldgefühle. Patienten ziehen sich deshalb häufig sozial zurück. Die Studie zeigt, wie dies schlussendlich mit einem erhöhten Stress-Level und dem Risiko assoziiert ist, an Depression zu erkranken – was sich nun auch wieder fördernd auf die Symptome der untersuchten Patienten auswirkte.

Psychosomatische Erkrankungen werden fälschlicherweise häufig als ein einziges Krankheitsbild mit einer bestimmten zugrunde liegenden Ursache klassifiziert. Diese rigide Zuordnung einer bestimmten Ursache zu allen psychosomatischen Erkrankungen ist jedoch unzureichend. Diese können vielmehr als ein Cluster verschiedener Krankheitsbilder gesehen werden, welche sich in ihren Symptomen stark ähneln. Die Ursache, Prognose und Behandlung ist jedoch in jedem sehr unterschiedlich und benötigt daher unterschiedliche Herangehensweisen. Vergegenwärtigt man sich das Beispiel der Krampfanfälle, so gibt es viele verschiedene Ursachen für die am Ende ähnlich resultierenden Krampfanfälle. Jemand, der an der Krankheit Epilepsie leidet, braucht eine Langzeit-Einstellung mit anti-epileptischen Medikamenten, um Krämpfe zu vermeiden, während jemand mit einem Alkoholentzugskrampf nur einmalig symptomatisch für den Krampfanfall behandelt werden muss, jedoch aber noch eine andere zusätzliche Behandlung (z.B. Verhaltenstherapie, Alkoholentzug) braucht, um in Zukunft Anfälle zu vermeiden.

Beharrt ein Patient mit nicht epileptischen Krampfanfällen dennoch auf einer Diagnose der Epilepsie, wieso behandelt man ihn dann nicht einfach mittels anti-epileptischer Medikamente? Weil in diesem Fall die Medikamente genauso hilfreich sind wie der Autoschlüssel zum Entriegeln der Wohnungstür. Man gelangt nicht an die Ursache der Krampfanfälle, wenn man lediglich die Symptome behandelt. Nicht immer ist die Ursache aber feststellbar. Das bringt uns zu den besonderen Herausforderungen der Medizin bei der Behandlung chronischer Krankheiten.

Was die Behandlung chronischer Erkrankungen so herausfordernd macht

Die Behandlung chronischer Patienten birgt viele Herausforderungen. Patienten müssen unter Umständen häufig von Ärzten verschiedener Fachrichtungen betreut werden. Insbesondere bei funktionellen Erkrankungen, bei denen keine eindeutige Diagnose gestellt werden kann, erfolgt die Behandlung dann rein symptomatisch – beispielsweise in der Gabe eines schmerzstillenden Medikaments. Wenn man die Ursache nicht kennt, kann man sie auch nicht behandeln.

Aber nicht nur bei funktionellen Erkrankungen bleibt die Frage nach der Ursache. Selbst bei diagnostizierten Erkrankungen wie Multiple Sklerose ist die sogenannte Ätiologie (also der ursächliche Zusammenhang) der Erkrankung nicht in Gänze bekannt und die Behandlung kann daher auch hier nur symptomatisch erfolgen beziehungsweise den Krankheitsverlauf verlangsamen.

In akuten Notfällen kommen Patienten mit neu aufgetretenen und sich oft rasch entwickelnden Symptomen zum Arzt. Bei chronischen Erkrankungen hingegen findet der Symptombeginn häufig schleichend statt. Weil rückblickend oft kein bestimmter Zeitpunkt mehr identifiziert werden kann, zu dem Beschwerden erstmals aufgetreten sind, ist es umso schwieriger, prädisponierende (also eine Krankheit begünstigende) Faktoren nachzuvollziehen. Je länger beispielsweise ein Patient schon unter Schmerzen leidet, desto unklarer die Ursachen, die die Schmerzen hervorgebracht haben. Nach Monaten beziehungsweise Jahren ist es dann kaum möglich, noch zu unterscheiden, ob es die Erkrankung selbst ist oder das Schmerzgedächtnis mit seinen Schmerzspuren im Gehirn, das sich zu Wort meldet.

Die Ursachensuche wird zusätzlich dadurch erschwert, dass chronische Erkrankungen in der Regel multifaktoriell sind, also durch viele verschiedene Faktoren beeinflusst. Auslöser für langanhaltende Symptome könnte also der Unfall eines Patienten vor ein paar Monaten sein oder altersbedingte Abnutzung oder emotionaler Stress – oder alles drei. In diesem Zusammenhang fällt auch immer wieder ein Lieblingssatz meiner Professoren: „Der Patient kann auch Läuse und Flöhe haben. Eins schließt das andere nicht aus." Hat man eine Krankheit, heißt das nicht, dass man nicht zusätzlich andere Symptome zeigen kann. Viele Menschen, besonders mit zunehmendem Alter, haben mehrere chronische „Baustellen". Und die Nebenwirkungen der Therapie einer Erkrankung können schnell neue Schwierigkeiten auslösen, die wiederum neue therapeutische Maßnahmen (wie Medikamente) erfordern.

Die meisten chronischen Erkrankungen sind zwar alles andere als harmlos – man denke nur an ihre Auswirkungen auf Lebensqualität, Leistungsfähigkeit und Lebenserwartung –, doch sie stellen meist keine akute Lebensbedrohung dar, insbesondere beim heutigen Stand der medizinischen Forschung und den uns dadurch zur Verfügung stehenden Therapiemöglichkeiten. Für funktionelle Erkrankungen bedeutet das: Die Beschwerden sind einerseits zu schwach, um eine direkte Behandlung des Patienten zwingend erforderlich zu machen, andererseits sind sie zu stark, um ihn einfach „damit leben zu lassen".

Chronische Krankheiten und chronischer Schmerz

Was bei Schmerz im Körper passiert: Die Gate-Control-Theorie

Eine Verletzung in den letzten Minuten eines Wettkampfs. Dann heißt es: Die Zähne zusammenbeißen und den Schmerz unterdrücken. In der Regel gelingt das im Eifer des Gefechts. Danach hingegen ist der Schmerz dann kaum mehr auszuhalten. Auch mir ist das während meiner Zeit als Tennisspielerin immer wieder so passiert – und immer wieder fragte ich mich, ob der Verletzungsschmerz nun „echt" war oder nur eingebildet, wenn er sich doch vorübergehend unterdrücken ließ. Die Antwort erhielt ich Jahre später, als ich beim „Schmerz-Symposium" meiner Universität die „Gate-Control-Theorie" kennenlernte. Diese wurde von Ronald Melzack und Patrick David Wall 1965 zu Papier gebracht und beschreibt, dass es im Rückenmark ein neurologisches Tor (Gate) gibt, das Schmerzsignale aus dem Körper entweder zum Gehirn durchlässt (wir empfinden Schmerz) oder sie aufhält (wir empfinden keinen Schmerz).

Schauen wir uns dazu zunächst an, was passiert, wenn wir uns versehentlich mit dem Hammer auf den Daumen schlagen und Schmerz empfinden – die sogenannte „physiologische Warnfunktion", die automatisch bei Verletzungen in Gang gesetzt wird. Sie ist essenziell, denn ohne sie würden wir uns nicht aus Gefahrensituationen retten und so oft auf den Daumen hämmern, bis er platt wäre.

Wenn der Hammer also auf den Daumen trifft, dann fällt im Körper der Startschuss für einen Staffellauf. Der erste Läufer (die erste aufsteigende Schmerzfaser) beginnt den Sprint zum

Rückenmark. Dort übergibt er den Stab an den zweiten Läufer (die zweite aufsteigende Schmerzfaser), dessen Ziel das Gehirn ist. Erst wenn das Signal aus dem Daumen über die aufsteigenden Schmerzfasern den Thalamus im Gehirn erreicht, quasi in der Kontrollzentrale Meldung erstattet, kommt es zur Interpretation des Geschehnisses am Daumen. Was bislang nur eine „Empfindung" war, wird vom Thalamus als „Schmerz" interpretiert. (Hierbei lässt der Thalamus sich gerne von seinem guten Gefährten, dem Cortex, beraten, der den Überblick hat über Erfahrungen des Schmerzgedächtnisses, die gegenwärtige Aufmerksamkeit und Erwartungen.)[7] Der Thalamus entscheidet blitzschnell und aktiviert absteigende Schmerzsignale, die schlussendlich die Schmerzen in unserem Daumen auslösen und diese in unser Bewusstsein bringen.

Die Gate-Control-Theorie zeigt nun, wie diese „physiologische Warnfunktion" beeinflusst werden kann: Wenn wir unseren Daumen nach dem Schlag mit dem Hammer reiben, kann dies zu einer reduzierten Schmerzempfindung führen. Wir geben nämlich das Startsignal für einen zweiten Staffellauf, bei dem die zwei Läufer das Signal „Reibung" über das Rückenmark zum Gehirn bringen sollen. Der erste Läufer vom Team „Reiben des Daumens" konkurriert nun mit dem ersten Läufer des Teams „Schlag auf den Daumen" bei der Übergabe am Tor (Gate) des Rückenmarks. Durch die Reibungs-Staffel ist dieses Tor für die Schlag-Staffel nicht mehr ungehindert passierbar oder sogar ganz geschlossen. Ohne Reibung würde das Schlag-Signal vom Thalamus als Schmerz interpretiert und schmerzsteigernde Substanzen wie Glutamate ausgeschüttet. Durch die Reibungen werden stattdessen schmerzsenkende Botenstoffe wie z.B. Serotonin und Enkepahaline (unser körpereigenes Opioid) ausgeschüttet. Die Gate-Control-Theorie beschreibt also, wie Schmerz durch die Aktivierung von nicht schmerzhaften Stimulierungen reduziert werden kann. Therapeutisch umfassen diese Stimulierungen zum Beispiel Akupunktur, Wärmegabe, Massage etc.

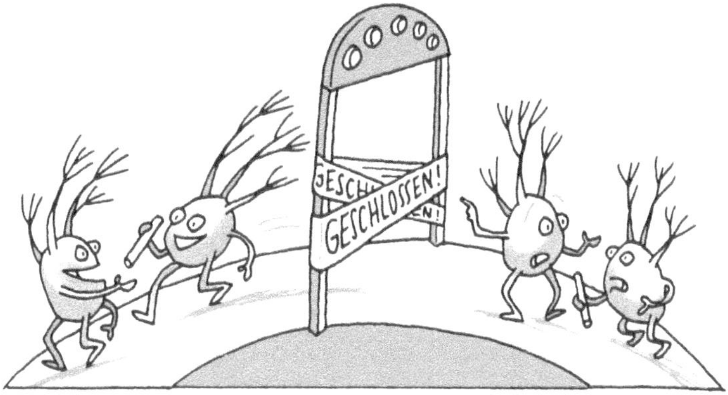

Lässt sich unser Schmerzempfinden austricksen?

Ist das Tor geschlossen, findet keine Schmerzweiterleitung statt; ist es geöffnet, gehen Schmerzsignale ungehindert durch. Wird das Tor nun sehr häufig geöffnet, wird die Schwelle flachgetreten und die Scharniere leiern aus. Es wird immer schwieriger, es überhaupt noch richtig zu schließen. Eine Schmerzweiterleitung wird somit begünstigt. Genau das ist bei Patienten mit chronischen Schmerzen häufig der Fall. Dieser Prozess ist der sogenannten Neuroplastizität zuzuschreiben (mehr dazu ab Seite 36).

Da die Schmerzempfindung aber erst im Thalamus geschieht, können wir den Schmerz manipulieren. Neben den genannten äußeren Stimulierungen durch Berührungsreize (Akupunktur, Wärmegabe, Massage etc.) können auch opioide Schmerzmittel wie Morphin das Tor schließen und die Schmerzempfindung reduzieren (sie wirken an bestimmten Rezeptoren und senken die Schmerzempfindung und Weiterleitung). Und es gibt weitere, „innere“ Manipulationsmöglichkeiten: Neben der Kontrolle unseres Schmerzgedächtnisses (siehe dazu auch Seite 42 ff.) ist auch der Stress und seine Hormonausschüttungen eine „Baustelle“, an der wir ganz bewusst unser Schmerzempfinden auf ein neues Fundament stellen können. Denn es verhält sich (wenig überraschend) so: Je resistenter wir gegen Stress sind, umso weniger schmerzempfindlich sind wir auch (mehr dazu liest du ab Seite 49). Stress erhöht die Vulnerabilität für eine Öffnung der „Schmerztür". Dies liegt daran, dass das Hormon Serotonin (ein Neurotransmitter, der unter anderem bei Stress und Schmerz ausgeschüttet wird) den „Türsteher" der Schmerzweitergabe repräsentiert. Bei kurz anhaltendem Stress und Schmerzen wirkt es als hemmender Botenstoff. Es schließt die Tür am Rückenmark. Bei chronisch andauerndem Schmerz hingegen schwächelt unser Türsteher und öffnet die Tür häufiger. Ein starker, stressresistenter Türsteher wird von den leichten Verletzungen und Schmerzen nicht außer Gefecht gesetzt und ermöglicht daher eine Schmerzweitergabe nur in äußerst schwierigen Situationen. Bei einem schwachen, nicht stressresistenten Türsteher hingegen sind die Türen mit einem kleinen Ruck geöffnet. So kann man postulieren, dass eine geringere Stress-Vulnerabilität die Schmerzempfindlichkeit reduziert.[8]

Spuren im Gehirn: Neuroplastizität

Unser Gehirn hat die Fähigkeit, sich lebenslang an veränderte Voraussetzungen anzupassen und weiterzuentwickeln. Dieser Prozess der funktionellen, strukturellen und adaptiven Veränderungen im zentralen Nervensystem nennt sich „Neuroplastizität". Besonders im Kindesalter ist unser Gehirn immer im Prozess der Veränderung. Neue Impulse und Lernerfahrungen stimulieren das Nervensystem zur Entwicklung. Jahrzehntelang ging man davon aus, dass das Gehirn sich nicht weiterentwickelt, wenn die Nervenvernetzung im Kindesalter abgeschlossen ist. Inzwischen weiß man jedoch: Auch im Erwachsenenalter verliert das Gehirn seine Plastizität nicht. Wenn auch in einem geringeren Maße als bei Kindern, verändert es sich und lernt auch im Erwachsenenalter weiter. Das Gehirn ist somit ein formbares und anpassungsfähiges Organ.[9]

Wie kommt es zu neuen Verknüpfungen in unserem Gehirn? Stark vereinfacht kann man sich diesen Prozess so vorstellen: Informationen (elektrische Impulse) werden über eine Synapse (also eine Verbindungsstelle) von einer Nervenzelle zu einer anderen weitergegeben. Wenn wir denken, handeln oder etwas neu lernen (beispielsweise Klavierspielen), leuchten im Gehirn Millionen potenzieller „Routen" auf, auf denen die Information zum Ziel gelangen könnte. Auf Dauer ist es für das Gehirn zu aufwändig, immer neu zwischen allen möglichen Routen auszuwählen, und es baut daher feste Verknüpfungen ein, die von da an als Abkürzung für eine bestimmte Information dienen. Das Gehirn verändert sich also dahingehend, dass häufig Gebrauchtes leicht auszuführen ist. Dieser Prozess nennt sich Langzeitpotenzierung. Je häufiger man Klavier übt, umso rascher werden Informationen zum Bewegen der Finger, zum Erfassen der Noten etc. über die immer gleichen Wege weitergegeben. Wie der Name bereits verrät, potenziert sich die Antwort der Synapse. Das Neue ist nicht mehr neu, das plastische Gehirn hat sich entsprechend der wiederkehrenden Aufgabe angepasst.

Allerdings ist die Neuroplastizität eine Medaille mit zwei Seiten: Einerseits wären ohne Neuroplastizität (über)lebenswichtige Fähigkeiten wie Lernen und Anpassung nicht möglich. Andererseits ermöglicht Neuroplastizität auch den Ausbau von Strukturen, die uns schaden. Auch Schmerzen hinterlassen Gedächtnisspuren. Genauso wie ein Klavierspieler seine Fingerfertigkeit trainiert, „üben" Menschen mit chronischen Schmerzen die Weitergabe der Schmerzinformation und die Langzeitpotenzierung sorgt dafür, dass Intensität und Schnelligkeit der Weitergabe von Schmerzsignalen erhöht werden. Bei wiederholtem Schmerz reagiert man also zu allem Übel auch noch immer sensibler auf den Schmerz (Hyperalgesie).[10] Hyperalgesie zeigt sich gut am Beispiel von Sonnenbrand, bei dem die Haut aufgrund der Verbrennung derart sensibilisiert ist, dass bereits kleinste Berührungen starke Schmerzen verursachen können. Ohne den Sonnenbrand bedarf es wesentlich mehr Provokation (wie ein Schlag), um die gleiche Schmerzintensität zu erzielen.

Es ist also wichtig, die Neuroplastizität im Blick zu behalten, wenn wir uns mit chronischen Schmerzen befassen. Sie liefert uns die Erklärung dafür, weshalb sich die Empfindung der Schmerzen mit der Zeit verändert und verstärkt. Viele Wissenschaftler postulieren, dass die Neuroplastizität federführend beim Übergang von einer akuten zu einer chronischen Schmerzerkrankung ist. Man geht dabei davon aus, dass eine Schwelle überschritten wird, an der ein Schmerz weniger somatisch (vom Körper) ausgelöst wird und stattdessen die Affektivität zunimmt – das heißt, das Schmerzgedächtnis löst den Schmerz aus. Das bedeutet keineswegs, dass der Patient sich die Schmerzen einbildet, sondern lediglich dass schmerzsteigernde Verknüpfungen zwischen Körper und Gehirn stattgefunden haben.

Man könnte meinen, dass es für den Patienten am Ende egal ist, ob sein Schmerz somatisch oder affektiv ist – es tut ja gleich weh –, für die Behandlung liegt darin aber eine Chance: Die Synapsen, die durch häufige Nutzung quasi zu „Informationsautobahnen ohne Geschwindigkeitsbegrenzung" geworden sind, sind nicht zwingend für die Ewigkeit gebaut. Es steht uns frei, eine neue Route zu wählen und auch mal über Land zu fahren. Wenn ein Klavierspieler nicht mehr übt und das Klavier Staub fängt, werden sich auf den eigentlich gut ausgebauten Routen Schlaglöcher bilden und schließlich Pflanzen durch den Asphalt brechen, bis hier kaum mehr eine Information durchkommt. Auch wenn es schwerfallen kann, Routen „rückzubauen", so ist das doch auch bei chronischen Schmerzen möglich. Der Zeitfaktor spielt hierbei für Ärzte und Patienten eine wesentliche Rolle, denn je länger eine Route genutzt wurde, umso schwieriger wird es, sie stillzulegen. Methoden, die in diesem Prozess der Umstrukturierung immer mehr als wirksam klassifiziert werden, sind Achtsamkeit und Meditation.[11]

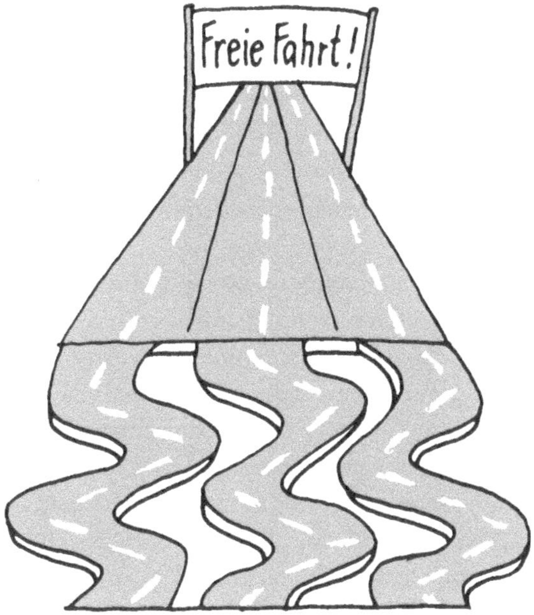

Wer hat Recht? Erfahrung versus Erinnerung?

Eine Woche Urlaub bei schönstem Wetter, mit gutem Essen und vielen neuen Eindrücken – und dann zieht man sich am letzten Tag eine Lebensmittelvergiftung zu. Woran wird man sich erinnern? Rational betrachtet überwiegen die positiven Momente einer erholsamen Zeit die eine unangenehme Erfahrung. Dennoch sind wir uns wahrscheinlich einig, dass die Lebensmittelvergiftung unsere Erinnerung und Gesamtbeurteilung des Urlaubs maßgeblich negativ beeinflussen würde.

Ganz ähnlich verhält es sich auch bei unserem Erleben von Schmerzen. Wir können uns nicht ganz sicher sein, ob die tatsächliche Erfahrung oder unsere Erinnerung bestimmt, wie intensiv, wie beeinträchtigend, wie alles bestimmend wir Schmerzen beurteilen.

Das Gehirn ist sich nicht im Klaren darüber, wer bei der Empfindung der Schmerzintensität im Chefsessel sitzen soll. Deshalb kann man unterscheiden zwischen dem, wie wir die Schmerzen im gegenwärtigen Moment erfassen (engl. „experiencing self"), und der rückblickenden Bewertung dieses Moments („remembering self"). Man kann daher postulieren, dass Erinnerungen sehr anfällig sind für eine Verzerrung.

Der Psychologe und Nobelpreisträger Daniel Kahneman untersuchte mit Kollegen dieses Phänomen der Verzerrung bei der Beurteilung von Schmerzen in einem Experiment: Während einer Darmspiegelung ohne Betäubung wurden die Probanden aufgefordert, alle 60 Sekunden ihren Schmerz im gegenwärtigen Moment zwischen 0 (keine Schmerzen) und 10 (unerträgliche Schmerzen) zu bewerten. Abschließend bat man die Probanden, ihre Gesamtschmerzen der Prozedur noch einmal zu bewerten.[12]

Die insgesamt 287 Teilnehmer wurden in zwei Gruppen aufgeteilt: Bei Gruppe A war die Untersuchung kürzer, endete aber auf einem Schmerzhöhepunkt, bei Gruppe B war die Untersuchung länger mit insgesamt mehr erlebten Schmerzen, aber ohne Schmerzen am Ende. Die Probanden der Gruppe B bewerteten im Nachhinein die Schmerzen der gesamten Prozedur wesentlich geringer als die der Gruppe A. Die Gesamtbewertung der Schmerzempfindung machte sich also an zwei Punkten fest: dem schmerzhaftesten Moment der Untersuchung und dem letzten Moment. Die Gruppe B, der am Ende ein schmerzfreier Moment vergönnt war, behielt den gesamten Eingriff als erträglicher in Erinnerung als Gruppe A, obwohl er bei ihr länger gedauert hatte. Der Versuch zeigt also, dass tatsächlich nicht die Erfahrung insgesamt, sondern die letzte Erinnerung bestimmt, wie wir Schmerzen beurteilen.

Wenn Schmerzen anfällig sind für Erinnerungsverzerrungen, bringt das auch einen Vorteil mit sich, denn auch Erinnerungen können manipuliert werden. Meine Schmerzen traten immer nach dem Essen auf. Ich wusste, ich musste die Erfahrung des Essens irgendwie weniger schmerzhaft machen, indem ich das Ende des Essens mit einem positiveren Erlebnis verknüpfte, etwas, das ich mit Entspannung verband (zum Beispiel gemeinsam mit Freunden essen oder eine Wärmeflasche auf den Bauch). Tatsächlich blieb die Gesamterinnerung so erträglicher genau wie bei Kahnemanns Darmspiegelung-Probanden.

Chronischer Schmerz und seine Komplizen

Der Schmerz ist ein Rudeltier: Er erscheint meist nicht allein, sondern bringt gern gleich ein paar Komplizen mit – die Begleiterscheinungen einer Erkrankung. Anfangs sind sie nur Nebendarsteller, im Laufe der Zeit jedoch nehmen sie immer wichtigere Rollen ein, bis sie das Geschehen im Leben „ihres“ Patienten bestimmen. Sie wirken weniger auf der körperlichen Ebene, sondern eher auf der psychischen und sozialen. Aus eigener Erfahrung kann ich sagen, dass diese Komplizen für mich häufig schwieriger zu ertragen waren als meine Schmerzen selbst.

Wie nachhaltig und auf welche Art und Weise die Komplizen einen Menschen aus dem Gleichgewicht bringen können, dazu mehr im Kapitel *Das Balance-Modell* (siehe Seite 99). Im Folgenden betrachten wir zunächst, welche häufigen Schmerz-Komplizen es überhaupt gibt und welche wissenschaftlichen Erkenntnisse über sie bereits gewonnen werden konnten.

Die Komplizen Schmerzgedächtnis und Angst

> *Der Mensch lebt noch keine hundert Jahre, doch er macht sich Sorgen für tausend.* (Orientalische Weisheit)

Chronische Schmerzen kommen häufig in Begleitung ihrer Komplizin Angst zu Besuch. Bei einem lang anhaltenden Schmerz, der sich womöglich nicht lindern lässt, bekommt man es natürlich mit der Angst zu tun. Bedrohliche „Was, wenn…“-Fragen drängen sich auf. „Was, wenn es nie wieder aufhört?" „Was wenn ich bald nicht mehr arbeiten kann?"

Wer chronische Schmerzen hat, der entwickelt deshalb auch mit höherer Wahrscheinlichkeit eine Angststörung als ein schmerzfreier Mensch. Und wie in einem Teufelskreis verstärkt die Angst wiederum das Schmerzempfinden. Angst kennt jeder, aber wann wird aus Angst eine Angststörung? Stark vereinfacht gesagt dann, wenn sie einen inneren und äußeren Leidensdruck mit sich bringt und mit funktionellen Störungen im Alltag einhergeht. Diese können sich körperlich (Zittern, Schwitzen, Herzrasen, Luftnot) äußern, aber auch primär gedanklich.[13] Es entwickelt sich ein Muster, die Angst vor der Angst, die sogenannte Erwartungsangst (mehr dazu später). Eine Panikattacke zu erleiden ist keineswegs automatisch der Beginn einer Angststörung. Erleidet man jedoch Panikattacken und entwickelt darauf folgend eine große Angst vor der nächsten Panikattacke (Angst vor dem nächsten Ereignis) und beginnt alles zu vermeiden, was zu einer weiteren Attacke führen könnte, hat man den eisernen Steg in Richtung Angststörung betreten.

Doch was ist das eigentlich, Angst? Angst ist neben der Befriedigung der physischen Grundbedürfnisse (essen, trinken, schlafen etc.) die stärkste Antriebskraft des Menschen überhaupt. (Am schnellsten und längsten können wir doch rennen, wenn wir Angst haben.) Sie ist ein archaisches, tief in der menschlichen Natur verwurzeltes Reaktionsmuster, das zum Überleben notwendig ist und dann aktiviert wird, wenn eine Bedrohung wahrgenommen wird. Und – das ist für uns besonders interessant – auch Schmerz kann solch eine Bedrohung darstellen.

Angst ist jedoch auch ein Symptom vieler psychischer und körperlicher Krankheiten. Wie bei der Frage „Wer war zuerst da, die Henne oder das Ei?" kann Angst einerseits das Grundsymptom sein, das andere Beschwerden auslöst, andererseits ist sie häufig auch ein Begleitsymptom, das infolge anderer Beschwerden auftritt. In beiden Fällen durchdringt Angst alle Lebensbereiche.

Zwar freut sich kein Mensch über seine Angst, doch ist sie von großer Bedeutsamkeit. Angst ist die Fähigkeit, den Schutz des Lebens und die eigene Sicherheit in den Vordergrund zu stellen. Sie erlaubt uns, als bedrohlich empfundenen Situationen rechtzeitig auszuweichen. Letztendlich befiehlt die Angst dem Menschen, sich mit den Bedürfnissen seines Körpers auseinanderzusetzen und in der Not Hilfe zu suchen. Sie kann als eine wichtige körpereigene Alarmanlage gesehen werden. Ignorieren wir ihr Signal, wird der Alarmton in der Regel lauter, die Angst größer und heftiger.[14]

Wenn uns etwas Angst macht, können wir nicht anders, als uns darauf zu fokussieren. Unsere Gedanken kreisen nur noch um die Bedrohung und das lässt sie immer größer erscheinen. Wir geraten in die sogenannte „selektive Wahrnehmung“ und sehen, hören und fühlen nur das, was unsere Befürchtungen verstärkt. Informationen, die unsere Angst mindern würden, werden nun weniger oder gar nicht mehr wahrgenommen. Wie bei einem Porträtbild mit geringer Schärfentiefe nimmt der Betrachter nur das im Fokuspunkt stehende Objekt wahr (den angstauslösenden Faktor), während der ganze Hintergrund verschwimmt (das könnten unterstützende Faktoren sein wie die Einschätzung der Situation durch enge soziale Kontakte oder durch einen Arzt, dem man vertraut). Doch im Griff der Angst fällt ein Perspektivwechsel oft unendlich schwer und man ist kaum in der Lage, einen Schritt zurückzutreten und das große Ganze, das Landschaftsbild, zu betrachten.

Was passiert im Gehirn, wenn wir Angst haben?

Die Angst ist nicht „nur ein Gefühl“, sie hat auch messbare körperliche Auswirkungen. Neben plastischen Veränderungen im Gehirn gehen Ängste (und übrigens auch Depressionen) in der Regel auch mit Störungen des vegetativen Nervensystems und einem hormonellen Ungleichgewicht einher. So zeigt sich bei chronischen Depressionen zum Beispiel häufig ein reduzierter Spiegel bestimmter Hormone und wird mittels dieser Hormone gegentherapiert. Auch die Angst lässt sich im Gehirn gut beobachten. Das sogenannte „Angstzentrum“ befindet sich im Gehirn in der mandelförmigen Amygdala. Sie ist zuständig für unsere Emotionsverarbeitung. In gewisser Weise können wir sie uns als Alarmanlage vorstellen, die durch winzige Berührungen und Geräusche ausgelöst werden kann. Jede Amygdala ist so individuell wie ihr Mensch: Die eine befeuert eine Angstreaktion erst beim Anblick eines wilden Bärs, eine andere schon, wenn sie eine kleine Spinne sieht. Für wiederum andere scheint eine Angstreaktion angebracht, wenn es heißt, einen Vortrag vor Publikum zu halten oder sich auf einem Volksfest inmitten einer Menschenmasse aufzuhalten. Ob eine Situation objektiv betrachtet tatsächlich eine Bedrohung für Leib und Leben darstellt, spielt kaum eine Rolle für die Amygdala. Es geht lediglich um ihr subjektives Empfinden der Angst. Die Amygdala reagiert dabei blitzschnell und löst Alarm aus, noch bevor unser rationales Denken (unsere Kontrollzentrale, der präfrontale Cortex) überhaupt die Informationen weitergeleitet bekommen hat, dass es ein Problem gibt. Im Falle eines Fehlalarms muss diese Kontrollzentrale die Sirenen der Amygdala dann also erst wieder herunterfahren und ihr versichern, dass doch keine Gefahr vorliegt.

Die Amygdala ist eine hochentwickelte Alarmanlange: sie verfügt über ein Gedächtnis, in dem sie alle Kennzeichen früherer bedrohlicher Situationen und Stressoren archiviert – auch Schmerzen. Und sie ist von ihrem Naturell her eher nachtragend: Hat etwas einmal einen schlechten Eindruck bei ihr hinterlassen, ist für diese Situation oder diesen Stressor eine negative Rückkoppelung (Alarm!) vorprogrammiert. Daran kann auch der präfrontale Cortex nicht viel ändern. Um eine einmal gemerkte Bedrohung (wie Schmerzen) wieder aus der „Gefahren-Schublade“ der Amygdala herauszubekommen, bedarf es meist psychotherapeutischer Maßnahmen wie beispielsweise einer „aktiven Konfrontation“.

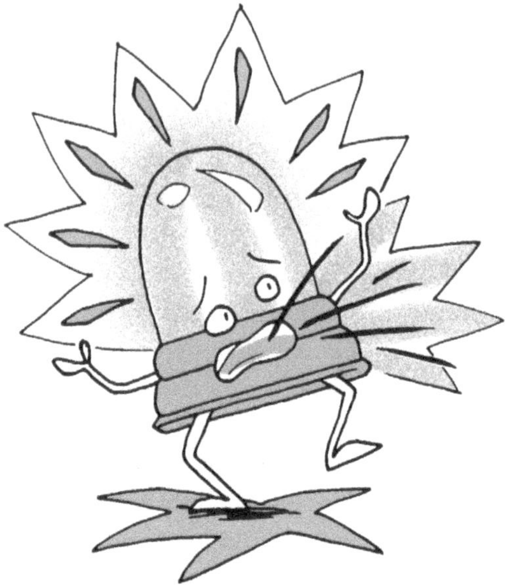

Auch für die Amygdala gilt „Übung macht den Meister". Je häufiger sie ein und dieselbe Bedrohung wahrnimmt, umso besser wird ihre Reaktionsfähigkeit bei der Auslösung des Alarms. Läutete sie ihre Sirene früher zum Beispiel, wenn eine Spinne am Arm ihres Menschen hochkrabbelte, so ist bald darauf schon eine Spinne an der Zimmerdecke Grund genug für einen Alarm, bis irgendwann der Anblick eines Spinnennetzes reicht. Auch wenn niemals eine Spinne gebissen hat und der präfrontale Cortex argumentiert, dass objektiv keine Gefahr besteht, lässt sich die Amygdala davon kaum mehr überzeugen. So wird die Amygdala von Menschen mit Angststörungen laufend von den immer gleichen bekannten Situationen und Stressoren getriggert. Tatsächlich vergrößert sich die Amygdala in diesem Zustand der dauernden Alarmbereitschaft und je größer die Amygdala, desto einfacher ist es, sie durch kleinste Bedrohungen zu aktivieren.[15]

Bei Menschen mit chronischen Schmerzen passiert das Gleiche wie beim Patienten mit einer Angststörung: Der Schmerz lässt die Amygdala immer wieder und immer schneller einen Alarm auslösen. Es bedarf kaum noch eines starken körperlichen Reizes: Die Angst vor dem Schmerz aktivieret die Alarmanlage mit der Zeit in überproportionierter Weise, auch wenn ein leiser Hilferuf doch vollkommen ausgereicht hätte. Das liegt nicht alleinig an der erhöhten Alarmbereitschaft der Amygdala, sondern auch an der verminderten Kapazität, die Amygdala „runterzuregulieren". Die Zeit, die es bedarf, um die Sirenen der Amygdala auszuschalten, verlängert sich aufgrund einer verminderten Verknüpfung (Absprache) zwischen dem rationalen Zentrum und der Amygdala. Diese Absprache ist aber essenziell, um einen Fehlalarm von einer tatsächlichen Bedrohung unterscheiden zu können.[16]

Wie wir unser Schmerzgedächtnis umprogrammieren können

Es gibt zwei sich entgegenstehende Handlungsmöglichkeiten, wie der Mensch mit Angst umgehen kann: Konfrontation und Vermeidung. Während Konfrontation langfristig zu Angstreduktion führt, begünstigt Vermeidung auf lange Sicht das zunehmende Wachstum der Angst. Kurzfristig jedoch erscheint Vermeidung als die einfachere Wahl, um einer Gefahrensituation zu entkommen – und deshalb wird ein Schmerzpatient bewusst und unbewusst Situationen vermeiden, die er mit der Auslösung von Schmerzen gekoppelt hat. Vermeidungsverhalten führt zur Aufrechterhaltung der Angst insofern, dass die Validität zwischen Situation und Schmerzen nicht überprüft wird. Ob tatsächlich ein Zusammenhang zwischen dem Trigger und dem Schmerz besteht, bleibt außen vor, es genügt die subjektive Wahrnehmung, dass es so ist.

Die Konditionierung, die im Prozess der Vermeidung steckt, lässt sich nachvollziehen an einem heute berühmten Experiment mit Hunden, das vom russischen Mediziner Ivan Pawlow

(1849–1936) durchgeführt wurde: Zunächst bot er seinen Versuchshunden Futter an und diese produzierten Speichel (eine unbedingte, angeborene Reaktion auf einen unbedingten, neutralen Reiz). Läutete er für die Hunde eine Glocke, reagierten sie hingegen nicht mit Speichelfluss. Pawlow verband nun die Futtergabe mit dem Läuten der Glocke. Nach mehrmaliger Wiederholung dieser Situation assoziierten die Hunde schließlich das Läuten der Glocke mit Futtergabe. Nach Abschluss der „Konditionierung" genügte das Klingeln der Glocke, ohne dass Futter gegeben wurde, um den Speichelfluss der Hunde anzuregen (bedingter, erlernter Reiz → bedingte Reaktion).

Wie Pawlows Hunde, so lernen auch Menschen, weil sie erfahren, dass ein bestimmtes Verhalten immer mit einer daraus resultierenden Konsequenz einhergeht. Dieses Prinzip nennt sich „operante Konditionierung". Je nachdem wie die Konsequenz ausfällt (angenehm oder unangenehm), wird das Verhalten in Zukunft wiederholt oder vermieden. Belohnungen wirken als „positive Verstärkung" eines Verhaltens. Bei der Dressur von Tieren handelt es sich hierbei meistens um Belohnung durch Essen, bei Menschen kann die positive Verstärkung in Form von einer Gehaltserhöhung, Komplimenten oder anderen Motivierungsfaktoren stattfinden. Bei der „negativen Verstärkung" folgt auf ein Verhalten eine Bestrafung, sodass es eher nicht wiederholt werden wird.

Ausgehend von Pawlows Prinzip der Konditionierung geht man in der Verhaltenstherapie (eine Methode der Psychotherapie) davon aus, dass störungsbedingtes Verhalten erlernt wird. Daher kann es auch wieder verlernt beziehungsweise durch positive Denk- und Verhaltensweisen überlagert werden. Ist die Konfrontation mit der Angst anfangs heftig und teils von Schweißausbrüchen und Herzrasen gekennzeichnet, findet dennoch eine Gewöhnung statt, bis kaum noch körperliche Reaktionen auftreten. Man spricht von „Habituation": Nach und nach wird die negative Koppelung des Verhaltens und der Emotionen reduziert und neu neutral gekoppelt.[17]

Der Komplize Stress: Vom genialen Schutzmechanismus zum unsichtbaren Angreifer

Ein weiterer wichtiger Komplize von chronischen Krankheiten ist Stress. Er kann sowohl Folge als auch initialer (Mit-)Verursacher von Symptomen sein. Stress erlebt jeder Mensch, aber chronisch Erkrankte erfahren noch zusätzlichen Stress, denn sie sind nicht nur äußeren Stressfaktoren (in ihrer Umgebung, durch andere Menschen) ausgesetzt, sondern auch inneren (Symptomen, einem Körper, der scheinbar außer Kontrolle ist). Während ein gesunder Mensch seinen Stress in der Regel ausgleichen kann, wird es einen chronisch Erkrankten sehr viel mehr Kraft kosten, aus dieser Dysbalance herauszukommen. Man stelle es sich vor wie ein Auto: Wenn ein Reifen platzt (Stress), kann man den Ersatzreifen aus dem Kofferraum aufziehen. Platzen aber gleich zwei (Stress und chronisch krank), hat man keine Reserve mehr und das Auto kann nicht mehr gefahren werden.

Wenn Stress uns aus dem Gleichgewicht bringt, ist dies umso gefährlicher, je länger dieser Zustand anhält. Er wirkt dann nicht nur auf körperlicher, kognitiver, emotionaler und sozialer Ebene, sondern selbst auf der Ebene der Genetik kann er weitreichenden Einfluss haben. Dass Stress keinesfalls auf die leichte Schulter genommen werden darf, zeigt auch ein Blick auf die größten Risikofaktoren für Herzinfarkt, Diabetes, Arterielle Verschlusskrankheit und psychosomatische Erkrankungen. Die Hauptdarsteller sind in der Regel nämlich immer: Alkohol und Drogen, Rauchen, Übergewicht, Bewegungsmangel und schließlich emotionaler Stress (Angst und innere Anspannung).

Es scheint also wenig überraschend, dass in unserer Gesellschaft das Wort Stress so gut wie immer eine negative Konnotation hat. Dabei ist Stress im Kern etwas Positives! Er ermöglicht es dem Menschen, die Grenzen seiner seelischen und körperlichen Belastbarkeit kennenzulernen und auch auszuweiten. Und ohne die Fähigkeit zu einer schnelle Stressantwort wären wir außerdem nicht in der Lage, Gefahrensituationen zu entfliehen beziehungsweise sie zu meistern.

Der „Vater der Stressforschung" Hans Selye (1907–1982) bezeichnete Stress als „das Salz des Lebens", von dem wir nicht zu wenig und nicht zu viel brauchen. Vieles spricht dafür, dass der Mensch ein Mindestmaß an Stress benötigt, um überhaupt Herausforderungen bewältigen zu können. In diesem Fall spricht man von Eustress (anspornender Stress). Dieser positive Stress motiviert uns und hilft uns zum Beispiel in Prüfungszeiten, noch einmal eine Nachtschicht zum Lernen einzulegen, oder auf den letzten Metern eines Laufs noch einmal alle Kräfte zu mobilisieren. Während wir im Eustress sind, besteht im Körper ein Gleichgewicht zwischen erhöhten Adrenalinwerten und reduzierten Cortisol-Levels, also einer perfekten Balance zwischen Unter- und Überforderung (siehe Abbildung). Wenn zwischen Herausforderungen genug Zeit zur Regeneration bleibt, kann dieser Art von Stress auch nichts Negatives angehängt werden.

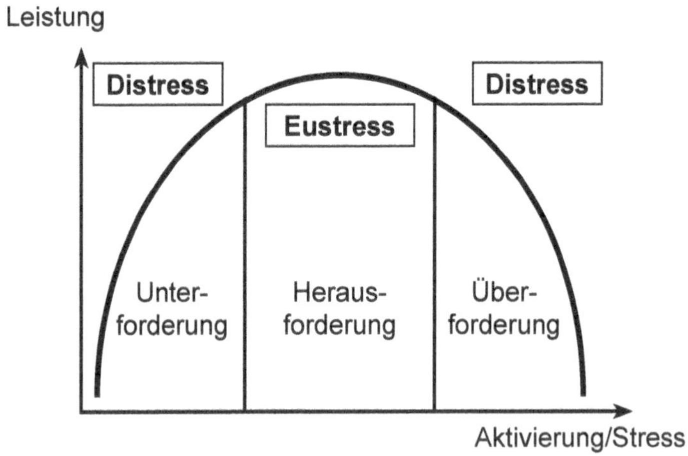

Wie schon Paracelsus wusste: „Die Dosis macht das Gift" – und so wird Stress auch erst dann problematisch, wenn die Dauer der Herausforderung zu lang wird und es keine Erholungsphasen mehr gibt. Der Stresszustand wird chronisch und wir geraten vom positiven Eustress in negativen (und krankmachenden) Dauerstress. Anfangs fühlt sich das sogar noch gut an: Das Gefühl, immerzu etwas Neues zu erreichen und immer höhere Berge zu erklimmen, aktiviert unsere Adrenalin-Ausschüttung und wir erleben ein „High", nach dem wir regelrecht süchtig werden können. Oftmals bemerken wir nicht einmal, dass wir zum Beispiel bei der Arbeit allmählich in einen Zustand der ständigen Anstrengung gelangen und ununterbrochen „unter Strom" stehen. Diese Art von Stress bezeichnet man als Distress. Im Distress beginnen wir unsere körperlichen Reserven aufzubrauchen, regenerieren nicht mehr – und befinden uns auf der Überholspur in Richtung chronischer Erkrankungen.

Um bewusst die innere Balance herstellen zu können und gesund zu bleiben, muss man also zunächst unterscheiden: Befinde ich mich im Eustress oder im Distress? Um die Frage beantworten zu können, muss man wissen, was Stress eigentlich ist und was meine individuellen Stressfaktoren (auch: Stressoren) sind.

Stress ist nicht gleich Stress

In der Psychotherapie wird das Konzept von Eu- und Distress weiter differenziert. So weiß man: Was für eine Person stressig ist, ist nicht automatisch für jemand anderen von der gleichen Stressintensität gekennzeichnet. Die Stressfaktoren (zum Beispiel äußere Stressoren wie Stau, Zeitdruck, zwischenmenschliche Konflikte) können die gleichen sein, aber das Erleben und die Reaktion sind individuell unterschiedlich und werden durch unsere subjektive Wahrnehmung gekennzeichnet.

Was eine Stresssituation im Detail ausmacht, lässt sich kaum auf eine Formel beschränken, denn „Stress ist das, was der Einzelne erlebt, nicht der Umstand, der den Stress verursacht“[18]. Vereinfacht beschrieben gibt es aber zwei wesentliche Bestandteile von Stress: äußere Stressoren (das Ereignis) und innerer Stress (die Reaktion, der Umgang). Bei einem Stau ist das Verkehrsaufkommen der äußere Stressor, mein innerer Stress zeigt sich daran, ob ich nervös aufs Lenkrad trommle und mir ausmale, zu spät am Ziel anzukommen, oder ob ich mich freue, dank der Verzögerung noch die vollständige Reportage im Autoradio hören zu können. Äußere Stressoren entziehen sich in der Regel unserer Kontrolle und lassen sich kaum umgehen oder ausschalten (ich kann früh losfahren und trotzdem durch einen Stau zu spät kommen). Interessanterweise sind es meist jedoch nicht die äußeren Stressoren, die uns krank machen, sondern unsere Bewertung der äußeren Stressoren, der innere Stress.

Weshalb einzelne Menschen auf die gleichen Stressoren unterschiedlich reagieren, dafür bietet unter anderem das Stressmodell des amerikanischen Psychologen Richard Lazarus (1922–2002) eine Erklärung. Sein Modell (das auch die Basis heutiger Stressbehandlungen bildet) definiert Stress als Resultat einer wechselseitigen Beziehung zwischen dem Individuum und seiner Umwelt. Stress entsteht demnach, wenn ein Ungleichgewicht herrscht zwischen Anforderungen und den individuellen Ressourcen, die einer Person zur Verfügung stehen, um die Anforderungen zu bewältigen. Demnach wird Stress auch maßgeblich von unseren Emotionen, Gedanken und Beurteilungen unserer eigenen Fähigkeiten mitbestimmt. Laut Lazarus gibt es drei Ebenen der Bewertung: Die primäre und sekundäre Bewertung, gefolgt von einer Neubewertung. Bei der primären Bewertung wird der Stressor kategorisiert als irrelevant, positiv oder belastend. Wird der Stressor als belastend eingestuft, erfolgt dann eine weitere Kategorisierung: Herausforderung, Bedrohung oder Schaden/Verlust. Bei der sekundären Bewertung rücken die inneren Fähigkeiten ins Visier. Es wird überprüft, ob die Situation mit den verfügbaren Ressourcen bewältigt werden kann. Bewerten wir unsere Ressourcen als unzureichend, um diese Situation zu bewältigen, löst das eine Stressreaktion aus. Um die Situation zu bewältigen, ziehen wir dabei verschiedene Coping-Mechanismen (Bewältigungsstrategien) heran. Diese variieren von Flucht, Aggression oder auch Leugnung des Stressors. Der Bewertungsprozess läuft nicht nur einmal durch, sondern ist dynamischer Natur. Es erfolgen häufige Reevaluationen in Form von Neubewertungen: Wir überprüfen, ob die Situation tatsächlich eine Gefahr repräsentiert oder auch ob wir nun Strategien entwickelt haben, um eine Situation zu bewältigen.

Was Stress mit uns macht

Stress kann sich in unterschiedlicher Weise manifestieren, denn nicht nur was uns stresst ist individuell, sondern auch unsere Reaktion. So werden verschiedene Ebenen der Stressreaktion unterschieden, die isoliert bestehen oder sich gegenseitig beeinflussen und „aufschaukeln" können: die körperliche Ebene (vegetativ/hormonell, muskulär, genetisch) und die psychosoziale Ebene (kognitiv und emotional). Das Ziel einer Stressreaktion ist zunächst immer eine Mobilisierung der Energiereserven, um den Organismus im Sinne einer Alarmreaktion gewissermaßen „aufzurüsten". Dabei unterscheiden sich Stressreaktionen aber von Mensch zu Mensch: Eine Person reagiert in stressigen Situationen eher symptomatisch auf der vegetativen Ebene, eine andere vielleicht eher durch emotionale Veränderungen. Erkennbar werden Stressreaktionen auf den unterschiedlichen Ebenen folgendermaßen:

Körperliche Ebene 1 (vegetative/hormonelle)
In den Naturwissenschaften wird Stress als physiologische und psychologische Reaktion auf eine Bedrohung des Gleichgewichts-

zustands der Körperfunktionen (Homöostase) definiert.[19] Er kann sich körperlich akut durch erhöhten Blutdruck, erhöhte Herzfrequenz und Atmung, verminderte Verdauungsaktivität oder Pupillenerweiterung auswirken.[20] Darüber hinaus hat er psychologische Effekte wie Gefühle von Ärger, Trauer und Angst, die keineswegs auf den akuten Zeitpunkt beschränkt sind. Wird Stress chronisch, ist er auch federführend in der Entwicklung chronischer Erkrankungen. Wie weitreichend die Auswirkung von Stress auf unser Körpergleichgewicht ist, zeigt ein Blick auf unser hochkomplexes Nerven- und Hormonsystem.

Das limbische System ist der Teil unseres Gehirns, der unsere sozialen Empfindungen reguliert. Als Zentrum für Erkennen, Lernen, Erinnerungen und Gefühle steuert es unsere Emotionen und ist für unser Gedächtnis zuständig. In einer Stresssituation reagiert es lange bevor wir überhaupt einen klugen Gedanken fassen können. Ein Teil dieses limbischen Systems ist der Hypothalamus, der als Kommandozentrale des autonomen Nervensystems angesehen werden kann. Das autonome Nervensystem wiederum besteht aus dem sympathischen Nervensystem (SNS) und dem parasympathischen Nervensystem (PNS). Diese beiden spielen in unserer Reaktion auf Stress eine wichtige Rolle. Wir können sie uns als unsere Freunde vorstellen. Wir schätzen sie beide, aber je nach Situation bevorzugen wir mal die Unterstützung des einen, mal die des anderen (wobei unser Hypothalamus für uns entscheidet, wen wir rufen). Das sympathische Nervensystem ist ein schneller, mutiger, jedoch auch impulsiver Freund. Ihn wünschen wir uns in Situationen, in denen wir keine Zeit verlieren dürfen. Kaum haben wir ihn gerufen, schon steht er kampfbereit an unserer Seite. Er schlägt auch mal zu, wenn er uns in einer akuten Gefahrensituation beschützen möchte, oder er packt uns bei der Hand und rennt mit uns davon, bis wir sicher sind (Kampf- oder Flucht-Reaktion). Geduld, Umsicht und Ausdauer gehören jedoch nicht zu seinen Attributen. Dafür haben wir unseren zweiten Freund, das parasympathische Nervensystem. Sein Motto ist: „Immer mit der Ruhe“. Er überstürzt nichts und wir schätzen ihn für sein Durchhaltevermögen. Er weiß, wenn er gerufen wird, handelt es sich um einen längeren Einsatz, und er geht entsprechend sparsam mit seiner Energie um. Er bewahrt immer einen klaren Kopf und bringt Geduld und Ausdauer mit. Wenn wir seine Hilfe benötigen, bleibt er so lange wie nötig, auch wenn es mehrere Monate, gar Jahre sind.

Während sich das sympathische Nervensystem also mit der akuten Stressantwort befasst, hat das parasympathische Nervensystem Vorrang, wenn Langzeitstress auftritt. Beide sind unsere Beschützer, das SNS in akuten (wie ein Sprinter) und das PNS in langandauernden Stresssituationen (wie ein Ausdauerläufer) – und beide lösen mithilfe von Hormonen in unserem Körper die Reaktion aus, die uns mit den besten Fähigkeiten für einen Sprint oder einen Marathon ausstattet.

In akuten Stresssituationen aktiviert der Hypothalamus mithilfe des sympathischen Nervensystems die Nebenniere, welche Adrenalin und Noradrenalin ausschüttet. Diese Hormone rüsten den Körper für Kampf oder Flucht: erhöhter Blutdruck, Pupillenerweiterung, Wachsamkeit und erhöhte Durchblutung der Muskeln.[21] Andere Körperfunktionen werden vorübergehend eingestellt. Wenn wir einem aggressiven Bären gegenüberstehen, bleibt keine Zeit für Verdauung oder einen Ausflug ans stille Örtchen. Die gesamte Aufmerksamkeit ist darauf gerichtet, unsere Wachsamkeit für die Gefahrensituation zu erhöhen. In diesen Momenten ist unsere rationale Kontrollzentrale, der präfrontale Cortex, sehr leise, aber dafür unser Angst-Zentrum, die Amygdala, umso lauter.[22] Der Körper kann diesen Zustand aber nicht langfristig aufrechterhalten, genauso wenig wie ein Sprinter sein 100-Meter-Tempo nicht über 1000 Meter halten kann. Wenn wir uns mit einer ständigen Bedrohung konfrontiert sehen, lässt der Hypothalamus deshalb mithilfe des parasympathischen Nervensystems ein anderes Stresshormon von der Nebenniere produzieren, nämlich Cortisol. Dieses Hormon macht uns leistungsfähiger und steigert zum Beispiel unsere Konzentrationsfähigkeit.

Eigentlich ist unser Körper also gut aufgestellt für die Bewältigung sowohl von akuten wie auch länger anhaltenden Stresssituationen. Er kann es verkraften, vorübergehend aus seiner Balance zu geraten, bis eine Gefahrensituation bewältigt ist. Worauf unser Körper jedoch nicht eingestellt ist, ist chronischer Dauerstress ohne Regenerationsphasen. Dann wird das Hormon Cortisol uns gefährlich und stört unsere körperlichen Regulationsmechanismen. Ein dauerhaft erhöhter Cortisol-Pegel ist unter anderem die Ursache für Prozesse, die früher oder später zu einem erhöhtem Krankheitsrisiko führen. Zu diesen Krankheitsbildern gehören wie bereits gesagt Herzinfarkt, Diabetes, Arterielle Verschlusskrankheit und nicht zuletzt psychosomatische Erkrankungen.

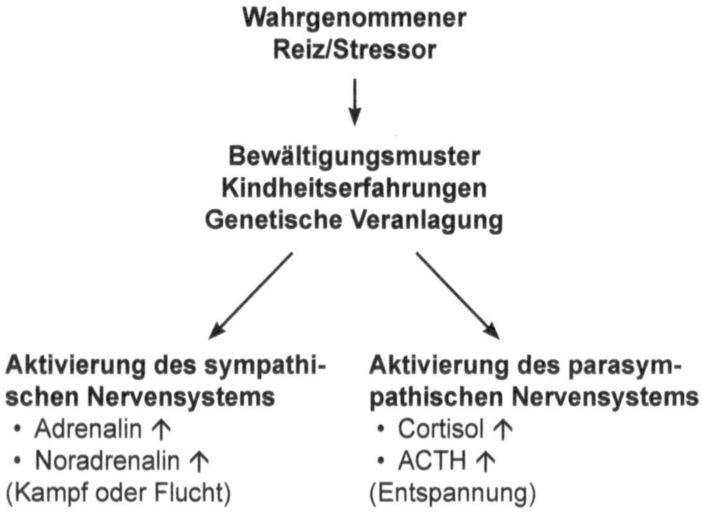

Körperliche Ebene 2 (muskulär)

Auf dieser Ebene wird Stress erkennbar an Reaktionen der willkürlich kontrollierbaren Skelettmuskulatur: weil der Körper sich auf Kampf oder Flucht einstellt, beginnt man zum Beispiel zu zittern oder fühlt Verspannungsschmerz. Gelingt es uns, die Bedrohungssituation zu entspannen, findet auch die Muskulatur zurück zum Normalzustand. Gelingt es uns jedoch nicht, entwickeln wir chronische und schmerzhafte Verspannungen, häufig in der Schulter-, Nacken- und Rückenmuskulatur oder im Kiefer.[23]

Körperliche Ebene 3 (genetisch)

Ist genetisch vorprogrammiert, woran wir im Lauf unseres Lebens erkranken? Nicht unbedingt. Unsere Gene bestimmen nicht alleinig unser Schicksal, denn bei der Entstehung von Krankheiten spielt auch unsere Umwelt eine wichtige Rolle. Dass es sich bei der Vulnerabilität eines Menschen (also seiner Wahrscheinlichkeit zu erkranken) immer um ein Zusammenspiel der Faktoren Genetik und Umwelt handelt, zeigt sich in zahlreichen Zwillingsstudien.

So konnte man zeigen, dass eineiige Zwillinge, die gemeinsam aufwachsen, mit den Jahren immer mehr Unterschiede in ihrer Genetik vorwiesen. Manche Gene wurden bei einem Zwilling im Laufe des Lebens „angeschaltet“, wohingegen sie beim anderen Zwilling „ausgeschaltet“ wurden beziehungsweise im Ruhemodus blieben. Diesen Prozess des An- oder Abschaltens nennt man Epigenetik. Wie kommt es zu diesen Unterschieden? An der Aktivierung sind Umweltfaktoren wie Stress oder traumatische Erlebnisse beteiligt. Frühkindlicher Stress (positiver und aversiver) bestimmt die Anpassungsfähigkeit des Individuums an Stress über die gesamte Lebensspanne und legt fest, welche Gene gebraucht werden und welche im „Winterschlaf“ bleiben können. Das An- und Abschalten bestimmter Gene kann wiederum maßgeblich die Vulnerabilität beeinflussen.

Besonders spannend an den Erkenntnissen der Epigenetik ist, dass Veränderungen der Gene dynamischer Natur sind. Das bedeutet: Im Gegensatz zu einer Mutation, die lebenslänglich bleibt, können diese Veränderungen auch rückgängig gemacht werden. Es lässt sich aus diesen Experimenten schließen, dass die Lebensbedingungen einen maßgeblichen Einfluss auf unsere Gesundheit sowie unsere Lebenseinstellungen und Persönlichkeit haben und aufgrund ihrer dynamischen Natur auch durch unser Tun positiv beziehungsweise negativ lenkbar sind.[24]

Psychosoziale Ebene 1 (kognitiv)
Diese Ebene betrifft Denk- und Wahrnehmungsprozesse. In einer Stressreaktion kommt es zur Einengung der Wahrnehmung auf stressrelevante Reize – man sieht keinen Ausweg, entwickelt Katastrophenfantasien oder beginnt seine eigene Kompetenz zu hinterfragen („Ich schaffe das nicht"). Man hat Konzentrationsprobleme, Denkblockaden oder auch Blackouts. Die Gedanken verselbstständigen sich zunehmend und es wird stets schwieriger „abzuschalten".

Psychosoziale Ebene 2 (emotional)
Diese Ebene bezieht sich auf Gefühle und Befindlichkeiten. Bei Stress wie auch bei chronischen Erkrankungen (siehe Angst und das Schmerzgedächtnis) stellen sich grundlegende Gefühle wie Aggressivität, Wut, Angst, Panik, Unsicherheit, Nervosität, Hilflosigkeit (siehe S. 42 ff.) und so weiter ein.

Daran, wie wir auf Stress reagieren, zeigt sich auch deutlich, dass körperliche und psychische Gesundheit untrennbar miteinander verbunden sind. Unsere Gefühle und Gedanken wirken sich auf unser körperliches Wohlbefinden aus, in Stresssituationen lösen sie chemische Veränderungen im Körper aus. Auch wenn diese Interaktion von Psyche und Körper heute noch nicht in ihrer gesamten Komplexität erforscht ist, müssen wir dennoch bei unserem Verständnis von dem, was Krankheit ist, berücksichtigen, dass eine Verbindung besteht.

In welchem Stress befinde ich mich?

Den schleichenden Übergang vom akuten zum chronischen Stress zeigte Hans Selye 1956 in seiner Theorie des Allgemeinen Adaptionssyndroms. Er beschrieb die Fähigkeit des Menschen, sich an Veränderungen im Leben anzupassen und wie er bei Stressreaktionen drei Phasen durchläuft: Alarmreaktion, Widerstand/Resistenz und Erschöpfung. In der Alarmphase mobilisieren wir mithilfe des sympathischen Nervensystems alle Mittel für unsere Kampf- oder Flucht-Reaktion. In der Widerstandsphase versucht der Körper mithilfe des parasympathischen Nervensystems, das Cortisol im Gepäck hat, eine Resistenz gegen den Stressor zu erreichen. Wenn es unserem Körper nicht mehr gelingt, diesen Widerstand aufrechtzuerhalten, beginnt die Phase der Erschöpfung. Selbstverständlich ist die Erschöpfung nicht nur körperlich, sondern sie manifestiert sich auch emotional durch erhöhte Aggressionsbereitschaft, Angst, Unsicherheit beziehungsweise Gefühlsschwankungen. Auf kognitiver Ebene zeigt sich die Erschöpfung durch eine eingeschränkte Fähigkeit zur Wahrnehmung und Informationsaufnahme sowie durch Konzentrationsstörungen.

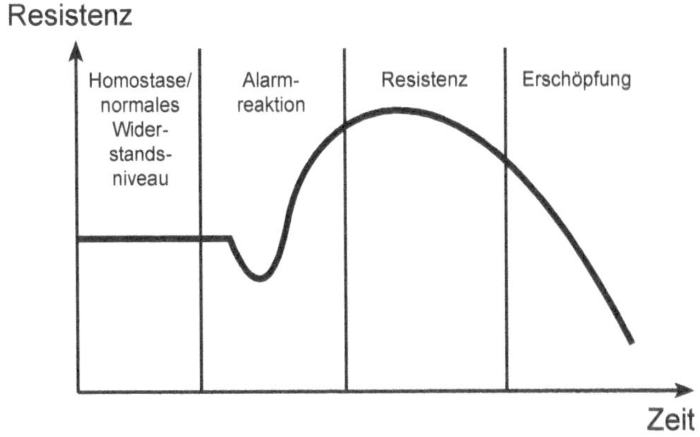

Eigene Darstellung nach Seyle

Den Übergang vom „normalen" in den gefährlichen chronischen Stress bewusst wahrzunehmen, ist schwierig. Das verdeutlicht diese bekannte Metapher: Wirft man einen Frosch in kochendes Wasser, springt er sofort heraus. Setzt man ihn hingegen in lauwarmes Wasser, das langsam zum Kochen gebracht wird, realisiert der Frosch die Gefahr erst, wenn er bereits zu schwach ist, um noch zu entkommen. Vielleicht erkennen wir dank Seyles Modell, dass wir in der Vergangenheit eigentlich nie „wie aus dem nichts" in der Erschöpfung gelandet sind, sondern dass sich ein solcher Zustand immer nach dem Motto „Steter Tropfen höhlt den Stein" über einen längeren Zeitraum entwickelt hat – und können uns für die Phasen der Stressreaktion sensibilisieren.

Stress und Krankheitsrisiko

Denken wir nicht alle, dass nur negative Ereignisse Stress auslösen? Dabei können auch positive Ereignisse wie die Geburt eines Kindes, Hochzeit oder ein neuer Job Stress verursachen. So haben die Psychiater Thomas Holmes und Richard Rahe im Jahre 1967 erforscht, welche Ereignisse als besonders belastend empfunden wurden. Die über 5000 Probanden (Frauen, Männer, jung, alt, verschiedene Glaubensrichtungen, aus verschiedenen Ländern wie USA, Schweden, Japan und den Niederlanden) bewerteten Lebensereignisse, die sich bei ihnen in den letzten sechs Monaten zugetragen hatten. Die Bewertung wurde gemessen in „Lebensveränderungseinheiten", wobei 100 eine äußerst starke Belastung zugewiesen wurde und 0 keine Belastung. In den darauffolgenden sechs Monaten wurde dann die Gesundheit der Teilnehmer detailliert mitverfolgt, um einen möglichen Zusammenhang von empfundenem/erlebtem Stress und Veränderungen im Gesundheitszustand zu untersuchen. Dabei zeigte sich, dass trotz der kulturellen und individuellen Unterschiede die Einschätzung von der Intensität äußerer Stressoren weitestgehend übereinstimmte, sowohl der positiven und negativen. Rahe konnte in einer weiterführenden Studie eine positive Korrelation zwischen Stressskalenwerten und Krankheit zeigen, und damit die Hypothese eines Zusammenhangs zwischen Lebensereignissen und entstehender Krankheit stützen.[25]

Der abgebildete Auszug aus der Stress-Skala verdeutlicht, dass es allgemein bestimmte Ereignisse gibt, welche mit einer hohen Stressintensität erlebt werden, und andere, die wiederum als weniger belastend empfunden werden. Vor allem zeigt sich, dass unerwartete Erlebnisse wesentlich stärker stressfördernd sind als voraussehbare. Letztlich ist für die Ausbildung einer chronischen Symptomatik auch ausschlaggebend, ob ein Stressor nur einmal einwirkt oder länger anhält und so zu zunehmender Belastung führt.

---

1. Tod EhepartnerIn (100)
2. Scheidung (73)
3. Trennung (65)
4. Gefängnis (63)
5. Tod in der Verwandtschaft (63)
6. Verletzung oder Krankheit (53)
7. Heirat (50)
8. Kündigung (47)
9. Partnerschaftliche Versöhnung (45)
10. Pensionierung (45)

...

38. Änderung der Schlafgewohnheiten (16)
39. Änderung der Familienzusammensetzung (15)
40. Änderung der Essgewohnheiten (15)
41. Ferien (13)
42. Weihnachten (12)
43. kleine Gesetzesüberschreitung (11)

Es zeigt sich deutlich, dass chronischer Stress weitreichende Folgen für unseren Hormonhaushalt, unsere physischen und auch psychischen Abwehrkräfte hat. Ist man bereits durch eine chronische Krankheit vorbelastet, ist es deshalb umso wichtiger, immer ein Auge auf das eigene Stresslevel zu haben und sich zu fragen, ob man sich noch im „normalen" Bereich bewegt oder

der Stress schon chronisch geworden ist. Je früher man Warnsignale wahrnimmt, umso leichter lässt sich der Eintritt in die Widerstands- oder gar Erschöpfungsphase vermeiden. Dazu kann man sich immer wieder bewusst machen, welche Dinge einen im Alltag belasten, und beispielsweise mit Entspannungsübungen oder Bewegung einen Ausgleich schaffen.[26]

Der Komplize Schlaf: Die Teufelsspirale[27]

Ein Drittel unseres Lebens verbringen wir mit Schlafen. 33 Jahre liegen wir so im Durchschnitt im Bett, wobei sieben davon auf das manchmal nicht ganz einfache Einschlafen entfallen.[28] Da wir mehr Zeit mit Schlafen verbringen als mit Arbeit, Essen und Sport zusammen, dürfen wir uns fragen, welche Rolle der Schlaf eigentlich für uns spielt. Wir verstehen dann schnell: Schlaf ist nicht nur ein angenehmer Zeitvertreib, sondern eine unerlässliche Regenerationszeit, in der sich Körper und Gehirn von den Anstrengungen des Tages erholen. Haben wir als Kind fast als „Strafe" empfunden, ins Bett geschickt zu werden, so freuen wir uns als Erwachsene oft schon auf die Nachtruhe. Und auch das kennt wohl jeder: Eine Nacht nicht geschlafen und schon ist der ganze nächste Tag im Eimer. Die Konzentrationsfähigkeit geht den Bach runter und die Laune gleich hinterher.

Zwei Drittel aller Erwachsenen kommen nicht auf die empfohlene Schlafdauer von 8 Stunden. Das ist an sich wohl keine Neuigkeit, aber die gravierenden Konsequenzen von langfristig reduziertem Schlaf sind vielleicht weniger bekannt. Wenn die Schlafdauer anhaltend unter sechs Stunden pro Nacht liegt, verdoppelt sich beispielsweise das Krebsrisiko. Wem das noch nicht ausreicht, für den habe ich noch ein paar Studienergebnisse: Schlafmangel ist eine gute Voraussetzung, um im Alter an Demenz zu erkranken, sowie ein großer Risikofaktor für Herzinfarkt und Schlaganfall. Auch die Psyche wird in Mitleidenschaft gezogen, denn wenig oder schlechter Schlaf befördern Depression und Suizidalität. Nicht zu vergessen: Schlafmangel ist das beste Mittel gegen Diäten, denn Müdigkeit regt den Appetit an und verlangsamt den Fettabbau. Und nicht erst jahrelanger Schlafmangel hat Konsequenzen, bereits nach nur einer Woche kann man beispielsweise bei einer gesunden Person Blutzuckerwerte messen, die in den Bereich eines Prä-Diabetikers fallen.

Zu den wichtigsten Funktionen des Schlafs zählen die Verarbeitung von Gedächtnisinhalten[29], die Stärkung des Immunsystems durch Reparatur beschädigter Körperzellen und die Regenerierung der Muskulatur. Außerdem ist unser Schlaf wie eine Müllabfuhr, die unser Gehirn und den übrigen Körper von schadhaften Strukturen reinigt – nur ein Beispiel ist die Beseitigung von Amyloid-beta-Peptiden, welche die Entstehung von Demenz fördern. Diese körperliche Müllabfuhr arbeitet im Schlaf doppelt so schnell wie im Wachzustand.

Wenn wir an Schmerzen leiden, stören diese leider oft auch unsere Nachtruhe, wir werden wieder wach oder können erst gar nicht einschlafen. Dabei wünschen wir uns gerade dann nichts sehnlicher, als „abzuschalten" und für ein paar Stunden nichts spüren müssen. Rund 80 Prozent chronisch kranker Patienten geben an, Schlafstörungen als Begleiterscheinung ihres Schmerzes zu kennen.[30] Das Einschlafen wird zum Kampf, bei dem wir uns allzu oft geschlagen geben müssen. Normalerweise haben Schmerzen eine Warnfunktion – die Amygdala-Alarmanlage weckt uns mit Schmerz, um uns vor möglichen Schädigungen zu schützen. Bei chronischen Schmerzen liegt jedoch eine Fehlmeldung vor, weshalb der eigentliche Sinn und Zweck der Warnfunktion verloren geht. Ein beeinträchtigtes Einschlafen oder nächtliches Aufwachen erfolgt trotz abwesender Gefahr. Erschwerend kommt hinzu, dass auch Medikamente den Schlafrhythmus negativ beeinflussen können. So entsteht bei chronischen Schmerzen häufig ein Teufelskreis: Wer Schmerzen hat, schläft schlechter und weniger, was wiederum (aufgrund der verkürzten Regenerationszeit) zu einer herabgesetzten Schmerzschwelle führt. Die Schmerzwahrnehmung tritt früher ein und die Schmerzempfindlichkeit steigt erheblich an und man schläft noch schlechter. Umgekehrt beschreibt der auf Schlaf spezialisierte Neurowissenschaftler und Psychologe Matthew Walker den Schlaf als ein natürliches Schmerzmittel.

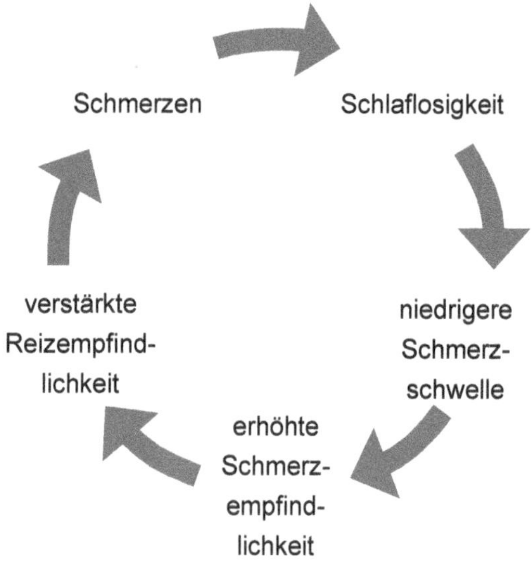

Das Prinzip der herabgesetzten Schwelle ist interessanterweise nicht auf Schmerzen begrenzt, sondern lässt sich auch im zwischenmenschlichen Bereich abbilden. In einer groß angelegten Studie über den Schlaf fand Matthew Walker heraus, dass die emotionalen Zentren des Gehirns (wie die Amygdala) bei Probanden mit Schlafentzug um 60 Prozent empfindlicher reagierten, als dies bei einer ausgeschlafenen Kontrollgruppe der Fall war. Durch einen Schlafmangel verschlechterte sich die Verbindung zwischen Amygdala (Emotionsregulation) und präfrontalem Cortex (rationale Kontrollzentrale). So kann nach einer schlaflosen Nacht bereits eine kleine Provokation zu einem ausgewachsenen

Streit führen. Wer schlecht schläft, wird dünnhäutig, reizbar und gerät leicht aus dem emotionalen Gleichgewicht.

Dass Schlafstörungen nicht nur auf Regenerationsprozesse des Körpers wirken, bemerkte ich an mir selbst. Immer wieder spielte sich bei mir Folgendes ab: Stunden waren vergangen, seit ich mich hingelegt hatte, und immer noch war ich hellwach. Verzweifelt zählte ich Schäfchen, ohne Erfolg. Meine Augen brannten vor Müdigkeit, aber das Gedankensystem meines Gehirns wollte sich einfach nicht herunterfahren lassen. Je länger ich wach lag, umso mehr Zeit blieb mir, mich zu sorgen und zu katastrophisieren. Und ich nutzte sie voll aus! „Was ist, wenn ich die Schmerzen nie mehr los werde?" „Wie soll ich mein Medizinstudium abschließen, ganz zu schweigen davon, irgendwann zu arbeiten oder eine Familie zu gründen?" Fragen, auf die ich keine Antworten hatte und die deshalb endlos Kreise zogen und mir meine Situation immer auswegloser erscheinen ließen.

Grundsätzlich ist es eine großartige menschliche Fähigkeit, potenzielle Realitäten in Gedanken zu erforschen, sich Entwicklungen in der Zukunft ausmalen und Szenarien gegeneinander abwägen zu können. Doch unsere Gedanken hinterlassen Spuren in unserem Gehirn – sodass die Natur unserer Gedanken Folgen für unser ganzes „System" hat. Es gibt eine klare positive Korrelation zwischen katastrophierendem Nachdenken und verstärkter Schmerzwahrnehmung.[31] Die Konsequenzen reichen sogar noch weiter – bis hin zu einer Veränderung gehirninterner Strukturen. Ständiges Katastrophisieren löst auch ständigen Stress aus und lässt den Hippocampus schrumpfen, also den Bereich des Gehirns, der für unser Gedächtnis und logisches Denken eine zentrale Bedeutung einnimmt. Und auch hier gibt es wieder eine Querverbindung zu demenziellen Erkrankungen, denn der Hippocampus ist auch eine der ersten Strukturen, die bei der Alzheimer Erkrankung beschädigt wird.

Wir Menschen bevorzugen alle „Shortcuts" (Abkürzungen), die unser alltägliches Tun vereinfachen, da unser Gehirn stets nach Effizienz und Bequemlichkeit handelt. Wieso auch härter arbeiten als unbedingt notwendig? Wie bereits bei der Neuroplastizität beschrieben, baut das Gehirn deshalb mittels Neuronen Verknüpfungen für häufig durchzuführende Handlungen, die bald ganz automatisch ablaufen. Solche Verknüpfungen werden allmählich permanent, ein Prozess, der von Wissenschaftlern mit diesem Merksatz beschrieben wird: „Neurons that fire together, wire together." (Neuronen, die zusammen feuern, verdrahten sich.) Mit Blick auf negative Gedanken bedeutet dies leider auch, dass ständiges Katatrophisieren zu permanenten neuronalen Verknüpfungen führt, und sich unsere Sorgen bald immer schneller auf gut ausgebauten Bahnen um sich selbst drehen können – und wir gar nicht mehr zur Ruhe kommen. Auf einen Tag voller Schmerzen folgt eine Nacht ohne Schlaf und mit negativen Gedanken, die uns am nächsten Tag noch schmerzempfindlicher macht und so weiter …

Im Kapitel *Der Komplize Stress* (S. 49) haben wir das sympathische Nervensystem (unser schneller und impulsiver Freund) und das parasympathische Nervensystem (unser langsamerer und bedachter Freund) kennengelernt. Katastrophisierende Gedanken und Ängste aktivieren die Alarmanlage des sympathischen Nervensystems[32] und unterdrücken das parasympathische Nervensystem. Jetzt sind wir auf Kampf oder Flucht eingestellt – einzuschlafen kommt nun gar nicht mehr in Frage!

Für den Schlaf benötigen wir die Hilfe unseres Parasympathikus, der uns entspannen und zur Ruhe kommen lässt. Ihn zu aktivieren ist aber leichter gesagt als getan. Ich erhielt immer wieder gutgemeinte Tipps, wie ich aus der Katastrophiesierungs-Schleife herauskommen und optimistischere Gedanken fördern könnte: „Sieh den Schmerz als eine Welle und freue dich, dass du auf ihr reiten darfst." Ich fand es schon eine äußerst große Herausforderung, meine Lage einfach zu akzeptieren, aber mich freuen und den Schmerz willkommen heißen? Sollte ich ihm auch einen Tee zubereiten und einen Kuchen backen? Ehrlich gesagt habe ich den Schlüssel zu der Durchbrechung negativer Gedanken nie gefunden. Erst als ich weniger Schmerzen hatte, konnte ich mein Schmerzgedächtnis anfechten und eine positivere Rückkoppelung des Schmerzes in mir aktivieren. Dieser Vergleich mit einem Spiegel, war mir dabei eine Hilfe: Was der Spiegel reflektiert, wird bestimmt durch die Richtung, in die er ausgerichtet ist. Richten wir ihn auf den Boden aus, kann lediglich der darauf liegende Schmutz reflektiert werden. Wird er in Richtung Sonne positioniert, reflektiert er die Strahlen. Ganz ähnlich verhält es sich mit unseren Gedanken. Richten wir sie auf all die negativen Veränderungen, die wir aufgrund von Krankheitssymptomen und Schmerzen erleben, können nur Gedanken der Wut, Enttäuschung und Verzweiflung entstehen. Findet man jedoch auch einen positiven Aspekt (zum Beispiel, dass man erst durch die Krankheit gemerkt hat, dass man sich ständig selbst überfordert hat, und man nun daran arbeitet, mehr Erholungsphasen zu haben), an dem man sich festhalten kann, richtet sich der Spiegel weg vom „Boden“ und Gefühle der Differenzierung, Dankbarkeit und Reflexion mischen sich unter unsere Gedanken. Was unser eigener Spiegel reflektiert, können wir also selbst bestimmen.[33]

Der Komplize Teilhabe am gesellschaftlichen Leben

Ein Problem für die Gesellschaft und ein Problem durch die Gesellschaft: Zahlreiche Studien beschreiben, inwiefern chronische Erkrankungen und chronische Schmerzen auch auf die Gesellschaft wirken, in der Betroffene leben. Zum Beispiel, welche ökonomische Last durch Behandlung und Arbeitsausfälle verursacht wird. Weit weniger häufig wurde jedoch untersucht, wie umgekehrt die Gesellschaft, in der wir leben, chronische Krankheiten und chronische Schmerzen beeinflusst. Dabei ist letztere Denkrichtung insbesondere in Bezug auf Prävention und Behandlung hochinteressant. In einem neurowissentschaftlichen Artikel mit dem Titel „Chronischer Schmerz und Gesellschaft" weisen die Autoren darauf hin, dass „chronischer Schmerz nicht nur als Problem für die Gesellschaft, sondern auch als Problem durch die Gesellschaft" verstanden werden kann. Sie legen den Gedanken zugrunde, dass eine Gesellschaft aufgrund ihrer Normen und Vorstellungen für ihre Mitglieder entweder resilienzfördernd sein kann oder konträr chronische Erkrankungen befördert.[34]

Dass es bei der Behandlung von und dem Umgang mit Schmerz erhebliche Unterschiede zwischen den Kulturen gibt, zeigte bereits in den 1980er-Jahren der südafrikanische Medizinanthropologe Cecil Helman. Er beschrieb Kultur als ein System von Regeln und Gewohnheiten, eine „Linse", durch die das Individuum die Welt wahrnimmt, versteht und lernt, wie man in dieser Umgebung lebt.[35] Kultur definiert, was „normal" und was „abnormal" ist, und beeinflusst damit auch die Wahrnehmung und Bewertung von Schmerz und den Umgang mit ihm. Dass die verschiedenen Auffassungen von „normal" und „abnormal" ausschlaggebend sind, zeigt eine Studie, die Probanden mit Rückenschmerzen aus einem ländlichen Teil Nepals unter die Lupe nahm. Diese Menschen folgten der Annahme, Rückenschmerzen seien Teil des „normalen" Alterungsprozesses, und lebten ihren Alltag weiter. Selbst wenn sie Zugang zu ärztlicher Hilfe hatten, nahmen sie diese kaum in Anspruch, denn sie sahen keine Veranlassung, den Schmerz zu bekämpfen.[36] Der Anthropologe Mark Zborowski erkannte schon 1956: „Die kulturellen Erwartungen und Akzeptanz des Schmerzens als Teil des Lebens bestimmen, ob der Schmerz als ein klinisches Problem angesehen wird, welches eine klinische Lösung erfordert."

Auch wie über Schmerz gesprochen wird, unterscheidet sich zwischen den Kulturen. Wo beispielsweise Schmerz als Resultat einer begangenen Sünde verstanden wird, sind Betroffene zurückhaltend in der Verbalisierung ihres Leidens und tragen die damit einhergehenden Herausforderungen nach innen. In anglo-europäischen Kulturen hingegen werden Schmerzen in der Regel nach außen getragen, weil man überzeugt ist, dass Schmerz nicht „normal" ist, und deshalb hofft und erwartet man, dass er „abgestellt" werden kann.[37] In Malaysia und Singapur gibt es sogar ein Fest des Schmerzes (Thaipusam), bei dem Hindus Leidensfähigkeit als Zeichen ihres Glaubens feiern. Während die Wangen oder sogar die Zunge mit Metallspießen durchstochen werden, wird der Gläubige von lauten Gesängen der Familie begleitet.[38]

In den Bahai[39]-Schriften heißt es: „Wir können das menschliche Herz nicht von der uns umgebenden Umwelt trennen und sagen, wenn ein Teil sich verändert, verbessert sich alles. Der Mensch ist organischer Bestandteil der Welt. Sein inneres Leben prägt die Umwelt und wird selbst stark davon beeinflusst. Das eine wirkt auf das andere und jede anhaltende Veränderung im Leben des Menschen ist das Ergebnis gegenseitiger Reaktionen." Wie sieht also der Zusammenhang zwischen Krankheit und Kultur beziehungsweise Gesellschaft bei uns aus? Wir leben in einem System, in dem das Lebenstempo, der Informationsfluss und das Wachstum in den letzten Jahren immer weiter zugenommen haben. Der Druck auf jeden Einzelnen, dieses Tempo mitzugehen, führte im gleichen Zeitraum zu einer Zunahme von Zeichen der Überforderung, die sich am prominentesten wohl unter dem Begriff „Burnout" niederschlug. Insbesondere bei jungen Menschen steigt die Zahl derer stetig, die an psychischen Krankheiten wie Angststörungen und Depressionen leiden. Im Jahr 2016 war jeder Vierte im Alter von 18 bis 25 betroffen. Allein zwischen 2005 und 2016 stieg die Zahl entsprechender Diagnosen um unglaubliche 38 Prozent.[40]

„Geduld bringt Rosen". Dieses simple Sprichwort umzusetzen, dürfte heutzutage für die meisten von uns eine große Herausforderung darstellen. Nun ist nicht alles schlecht an den Entwicklungen und Fortschritten und es wäre auch nicht richtig, „der Gesellschaft" die Alleinschuld an der Zunahme von chronischen Erkrankungen zuzuschreiben. Richtig ist aber, dass eine parallele Entwicklung im Umgang mit dem neuen Lebenstempo bislang nicht stattgefunden hat und wir uns deshalb als Gesellschaft Gedanken machen müssen, welche Faktoren uns gesundheitlich schaden und wie wir dem begegnen können. Die wechselseitige Beeinflussung zwischen dem Mensch und seiner Umwelt zu ignorieren, schadet beiden Seiten.[41]

Chronische Schmerzen sind eine Familienangelegenheit

Wir klassifizieren chronische Krankheiten und Schmerzen meist als ein individuelles Problem des Erkrankten, dabei reichen die Implikationen weiter und beeinflussen langfristig auch das Leben von Familie und Freunden.

Je stärker meine Schmerzen wurden und je länger ich sie nicht loswurde, umso größer wurde auch meine Frustration und Reizbarkeit. Dinge, über die ich früher lächelnd hinweggegangen wäre, wurden für mich Anlass, einen Streit vom Zaun zu brechen. Meine Zündschnur war nur noch wenige Millimeter kurz. Im weiteren Bekanntenkreis versuchte ich, mir nichts anmerken zu lassen, aber zu Hause und bei meinen engsten Freunden war es eine andere Geschichte. An denen, die mich am meisten unterstützt haben, habe ich den meisten Frust abgelassen. Wie schon der Philosoph Otto Ludwig wusste: „Den Schmerz vertraut man nur dem Freund, das Glück teilt man mit jedem."

Die Kombination aus nicht zu linderndem Leid eines geliebten Menschen einerseits und dem damit einhergehenden Stress für eine Familie andererseits ist äußerst belastend – besonders, wenn die Situation über Monate oder sogar Jahre andauert. Während der Patient wenigstens in ärztlicher Behandlung ist, müssen seine ebenfalls belasteten Familienangehörigen mit ihrem Stress allein klarkommen. Häufig unterdrücken sie ihre

Emotionen („Es geht nicht um mich." „Ich will X nicht belasten durch meine Traurigkeit." „Ich möchte, dass Y sich komplett auf seine Genesung konzentrieren kann.") und tragen tapfer die Maske des Unterstützers. Wenig überraschend zeigt sich in verschiedenen Studien, dass Angehörige chronischer Patienten rund vier Mal häufiger von Depressionen betroffen sind als der Durchschnitt.[42]

Meine neue Rolle als „die, um die man sich Sorgen machen muss", wollte ich nicht haben. Doch je länger meine Krankheit dauerte, umso stärker rückte sie auch in meiner Familie in den Fokus. Der Schmerz war ein Teil von mir und ließ sich in fast keinem Gespräch mehr ausblenden. Während er am Anfang meiner Krankengeschichte nur eines von vielen Themen beim gemeinsamen Essen war, wurde er mit fortwährender Dauer zum Kern jedes Gespräches. Er drängte sich so penetrant in alle Bereiche des Familienlebens hinein, dass er quasi ein vollständiges Familienmitglied wurde. Er bekam seinen Platz am Tisch – und nicht irgendeinen, er saß am Kopf der Tafel.

In einer solchen Situation verhält es sich wie in der Physik: Wenn die Masse in einer Gleichung zunimmt, müssen die anderen Variablen verringert werden, um die Konstante beizubehalten. Wenn alle Familiengespräche um die Symptome und Behandlung des erkrankten Familienmitglieds kreisen, bleibt signifikant weniger Zeit, über das zu sprechen, was die anderen beschäftigt. Zum Beispiel rücken die Geschwister von „kranken" Kindern oft in einem schleichenden Prozess immer mehr in den Schatten, weshalb sie in der Psychotherapie auch als „Schattenkinder" bezeichnet werden. Weil ihre Bedürfnisse weniger akut sind als die des erkrankten Geschwisterkinds, werden sie nicht wahrgenommen oder nicht priorisiert. Das gleiche Prinzip lässt sich auf alle (erwachsenen) Familienmitglieder übertragen. Auch wenn es allen Beteiligten „natürlich" erscheint, dass die Bedürfnisse der nicht kranken Personen in den Hintergrund treten, fördert dieser Prozess trotzdem langfristig Gefühle von

Abneigung und Anspannung in den Beziehungen zwischen dem Erkrankten und den gesunden Familienmitgliedern.

Wenn ich meine Familie heute frage, was für sie die größte Herausforderung in der Zeit meiner Krankheit gewesen ist, beschreiben sie vor allem das Gefühl der Hilflosigkeit. Ein Gefühl, als würden sie das Geschehen auf dem Platz von der Seitenlinie aus als Zuschauer beobachten: Sie sahen, wie ich tagtäglich stolperte und fiel, konnten aber nicht eingreifen. Sie konnten die Schmerzen nicht beseitigen oder sie mir abnehmen.

Doch trotz dieser empfundenen Ohnmacht spielten sie für mich eine ganz bedeutende Rolle. Diese besondere Rolle der Familie (oder anderer nahestehender Personen) eines chronisch erkrankten Menschen lässt sich an dem Beispiel eines elastischen Rettungsnetzes sehr gut verdeutlichen. Sie fingen das Gewicht meiner Krankheit auf, federten meine Frustration, Angst und Hoffnungslosigkeit ab und gaben mir die Kraft weiterzukämpfen und nach Lösungen zu schauen.

Ist geteiltes Leid also halbes Leid? Ja und nein. Wir können unser Leid nur bedingt teilen, weil nur wir selbst es fühlen können. Immer wieder fragte ich mich: Wie viel soll ich mitteilen und wie werden die anderen reagieren? Um keinen Preis wollte ich andere belasten, sie „nerven" oder Mitleid erhaschen. Da unsere Diagnosen uns nicht auf unserer Stirn geschrieben stehen und körperliche Beschwerden und Schmerzen nicht zwangsläufig sichtbar sind, hört man natürlich auch oft diesen Satz: „Du siehst aber gar nicht krank aus." Vielleicht heißt das, dass unser Gegenüber uns nicht ernst nimmt, vielleicht ist es auch als Ermutigung gemeint. Sicher ist, egal, ob man über die Krankheit spricht oder nicht, am Ende des Tages ist sie immer noch da. Und auch wenn sich Schmerzen in ihrer Intensität objektiv nicht messen lassen, ist das subjektives Schmerzempfingen real. Die amerikanische Krankenschwester Margo McCaffery (1938–2018), eine Pionierin auf dem Gebiet der Schmerztherapie, beschrieb es in diesen Worten: „Schmerz ist das, was der Betroffene über die

Schmerzen mitteilt. Sie sind vorhanden, wenn der Betroffene mit Schmerzen sagt, dass er Schmerzen hat."

Oft balanciert man als chronisch Erkrankter auf einem Drahtseil, was zwischenmenschliche Kontakte angeht. Wie viel gibt man preis? Wird man verstanden oder abgelehnt? In den Anfängen meiner Krankheitsgeschichte machte ich mir zunutze, dass man mir meine Schmerzen (und seine Komplizen) nicht ansah. Ich trug eine lachende Maske. Unter ihr konnte ich meine Gefühle und Ängste verbergen und nach außen weiterhin die strahlende Samira sein. Aber ich zahlte einen Preis für die Maskerade: Ich fühlte mich selbst nicht mehr komplett, da ich nur den Teil von mir zuließ, der andere nicht belasten würde.

Mit der Zeit konnte ich meine Krankheit dann nicht mehr so leicht verbergen, und es wurde auch für andere bemerkbar, dass etwas nicht stimmte. Erst sprach man mich darauf an, dass ich müde wirke, dann auf die Blässe und zu guter Letzt auf meinen starken Gewichtsverlust. Meine Schmerzen selbst waren zwar nach wie vor für andere nicht sichtbar, aber sie waren ein Teil von mir und ich konnte sie nicht länger übergehen. Kaum hatte ich meine Maske des Lachens abgelegt und von meinen Schmerzen erzählt, wuchsen meine Sorgen. Ich hatte meine Krankheit quasi auf eine Plattform gestellt, andere nahmen Anteil und gaben mir Ratschläge. Meine Mutter recherchierte quasi Tag und Nacht im Internet. Meine Schmerzen und Sorgen waren jetzt in der Welt und ich konnte sie nicht mehr leugnen. Hätte ich besser nichts gesagt?

Behält man seine Krankheit und seinen Schmerz für sich, entlastet man andere, muss sich aber immer hinter einer Maske verbergen. Verbalisiert man seinen Schmerz, gewinnt man einerseits Empathie, setzt sich aber auch den Bewertungen oder auch der Einmischung anderer aus. In beiden Fällen läuft man Gefahr, den Kontakt zu sich selbst zu verlieren. Ein gutes Gleichgewicht zwischen Verbalisierung und Diskretion zu finden ist eine gewaltige Herausforderung. Ich kann nicht behaupten, dass ich sie bereits gemeistert habe.

Die Erwartung, dass Mitmenschen, egal in welcher Beziehung sie zu uns stehen, das Ausmaß unserer Schmerzen immer genau ermessen können sollten, ist unrealistisch, ungerecht – und auch überflüssig. Auch wenn uns das manchmal schwerfällt, müssen wir unsere Empfindungen nicht von anderen bewerten und validieren lassen. Der amerikanische Soziologe Charles Cooley (1864–1929) beschrieb diese Abhängigkeit vom Blick der anderen so: „Ich bin nicht das, was ich denke, was ich bin, ich bin auch nicht das, was du denkst, was ich bin. Ich bin das, was ich denke, was du denkst, was ich bin." Natürlich hat keiner von uns einen blassen Schimmer, was jemand anderer wirklich von uns denkt – und deshalb sollte das auch nicht ausschlaggebend dafür sein, wie wir uns verhalten oder fühlen.

Der Komplize Zukunftsangst

Jedes Mal, wenn wir vor einer neuen Herausforderung stehen, hätten wir am liebsten schon die Antwort auf diese drei Fragen: Wie lange wird es dauern? Wie wird der Weg zum Ziel beschaffen sein? Wie wird das Ergebnis aussehen? Leidet ein Mensch an einer chronischen Erkrankung, beschäftigen auch ihn Fragen, die um den zeitlichen Rahmen, mögliche Wege aus der Situation und den Ausgang der eigenen Krankengeschichte kreisen. „Wie lange werden meine Schmerzen anhalten?" „Gibt es einen Weg zur Behandlung meiner Symptome?" „Wird es mir irgendwann besser gehen oder werde ich immer kränker?"

Häufig kann der Betroffene (und häufig auch sein Arzt) diese Fragen aber nicht mit Sicherheit beantworten. Diese Ungewissheit stellt zusätzlich zu den körperlichen Beschwerden eine große Belastung dar. Im Vergleich dazu sind zum Beispiel sieben Tage Regelschmerzen für Frauen zwar nicht die Lieblingswoche des Monats, aber die Beschwerden sind auszuhalten. Denn im Unterschied zu chronischen Schmerzen bleibt einem die Ungewissheit erspart: Die begrenzte Dauer der Periode ist bekannt, die Schmerzen werden ein Ende haben.

Auf die beliebte Frage: „Was ist das Schlimmste an deiner Erkrankung?“, habe ich immer geantwortet: „Die Ungewissheit“ (und dass Nutella essen nun keinen Spaß mehr macht). Die Antwort hat mich fast selbst überrascht, immerhin gab es da doch auch die Schmerzen, die Schlaflosigkeit und die Spannungen in meinen zwischenmenschlichen Beziehungen. Aber es entsprach der Wahrheit: Am schlimmsten litt ich unter der Ungewissheit. Dass ich damit keine Ausnahme war, zeigte mir der Austausch mit anderen chronisch Patienten in meinem Bekanntenkreis, die sich ganz ähnlich fühlten, und auch wissenschaftliche Studien bilden den Belastungsfaktor „Ungewissheit“ bei chronischen Schmerzen eindeutig ab.[43] Dies zeigt sich unter anderem in einer Studie, in der die Probanden entweder erwarteten oder unerwarteten/ungewissen schmerzhaften Stimulanzen ausgesetzt waren. Unerwartete Stimulanzen wurden als wesentlich schmerzhafter empfunden als die, welche mit Vorwarnung kamen. In einer darauffolgenden f-MRT-Untersuchung zeigten sich auch bestimmte Hirn-Areale als besonders betroffen von den unerwarteten Schmerzen.[44]

Das Gefühl, keine Kontrolle zu haben, einhergehend mit Ungewissheit und Unsicherheit, ist also mitbestimmend dafür, wie wir Schmerz empfinden. In einem Experiment wurden amerikanische Arbeiter Dauerlärm ausgesetzt. Nach zwei Wochen erfolgte eine Untersuchung der körperlichen Stresssymptome bei den Probanden. Im Anschluss erhielt die Hälfte der Probanden ein Gerät, mit dem jeglicher Lärm ausgeschaltet werden konnte. Als man zwei Wochen später die körperliche Untersuchung wiederholte, zeigten sich massive Diskrepanzen zwischen den Gruppen mit und ohne ein solches Gerät. Obwohl die Bauarbeiter mit Gerät den Lärm nicht ein einziges Mal ausgeschaltet hatten, waren ihre Stresssymptome um ein Vielfaches niedriger. Allein das Wissen, die Situation kontrollieren zu können, genügte, um eine Stress- und Angstreduktion herbeizuführen.[45]

Wieso ist Ungewissheit so schwer zu akzeptieren? Einerseits haben wir den Wunsch, in unserem Leben „die Zügel in der Hand zu halten“. Wir setzen häufig alles daran, unser Leben zu planen, in der Hoffnung, dann alles im Griff zu haben. Ein Kontrollverlust über unsere Lebenssituation oder unseren Körper ist nicht vorgesehen und löst Ängste in uns aus. Andererseits tragen wir oft eine Erwartungshaltung in uns, die nach der sofortigen Befriedigung unserer Bedürfnisse verlangt. Dieses Anspruchsdenken ist charakteristisch für die Gesellschaft, in der wir leben und in der scheinbar alles immer sofort erhältlich ist. Warum sollten wir daher akzeptieren müssen, dass es nicht auch für alle körperlichen Beschwerden schnelle Lösungen gibt? Wenn bei Kopfschmerzen Ibuprofen und bei Fieber Paracetamol hilft, dann erwartet man, dass auch chronische Schmerzen abgestellt werden können.

Mich mit meinen Schmerzen auseinanderzusetzen, hielt ich für unnötig. Ich wollte den magischen Schlüssel „Schmerzmittel“ und sagte jedem Arzt: „Machen Sie bitte, dass die Schmerzen weggehen, egal wie. Ich will sie nur loshaben.“ Und immer fragte ich ein paar Tage nach Einnahme des Medikamentes erwartungsvoll nach: „Bin ich geheilt?“ Rational war das unvorstellbar, wie sollte ein derartig langwieriges Problem wie meine Schmerzen so rasch beseitigt sein – aber ich wünschte es mir so sehr, dass ich doch an die schnelle Lösung glauben wollte. Der Wunsch wurde mir nicht erfüllt. Letzten Endes musste ich mir eingestehen, dass es keine schnelle Lösung geben würde und ich mich mit meinen Schmerzen auseinandersetzen musste.

Die Vorstellung, dass es einen magischen Schlüssel zur Heilung geben müsse, entstammt neben der Prägung durch unsere heutige Lebenswelt, in der wir uns scheinbar jeden Wunsch per Mausklick erfüllen können, häufig auch einem inneren Schutzmechanismus. Dieser verhindert, dass wir uns mit inneren Konflikten auseinandersetzen, denn auch dort lauert wieder die Gefahr des Ungewissen. Ungewissheit zu akzeptieren und für einen längeren Zeitraum auszuhalten ist einer der härtesten Kämpfe, die chronisch Erkrankte auszutragen haben. Der Wunsch, die Ungewissheit zu überwinden, kann aber auch zu einer treibenden Kraft werden. Die Erinnerung an eine Zeit vor der Erkrankung dient als Vergleichsvariabel und die Hoffnung, dass man doch wieder gesund wird, kann die Kampfgeister eines Menschen wecken.

Fazit

Chronische Erkrankungen sind wie ein unbefristeter Mietvertrag mit neuen Mitbewohnern, die man sich nicht ausgesucht hat, und doch muss man lernen, mit ihnen zu leben. So fängt eine Krankheitsgeschichte vielleicht mit nur einem Mitbewohner an, aber mit der Zeit richten sich immer noch mehr gemütlich ein. Diese neuen Mitbewohner, die viel Raum fordern, zu akzeptieren, erfordert eine Menge Geduld und Durchhaltevermögen. Deshalb ist es auch wenig überraschend, dass die Psyche bei körperlichen Beschwerden früher oder später in Mitleidenschaft gezogen wird (falls sie nicht gar die Ursache ist). Die Frage ist nicht, ob, sondern wann. Und bleibt sie ein Gast oder erhebt sie Anspruch auf eines der größten Zimmer?

Während wir den physischen Teil unseres Krankheitsverlaufs oft nur zu einem geringen Teil selbst bestimmen können, so haben wir doch ein gewisses Maß an Kontrolle über unsere Psyche. Wir können unsere Gedanken, Emotionen und Bewertungen mitbestimmen. Darin liegt eine große Chance. Wir können es uns so vorstellen: Anhand von Symptomen (die manchmal zu einer konkreten Diagnose führen) übermittelt der Körper uns eine Botschaft. Was wir mit dieser Botschaft machen, entscheidet unsere Psyche, unsere inneren Ressourcen zur Bewältigung. Deshalb werden wir uns in den folgenden Kapiteln mit

Behandlungsmöglichkeiten befassen, die auf einer psychotherapeutischen Methode, der Positiven Psychotherapie, beruhen. Wir werden innere Ressourcen kennenlernen und sehen, wie sie sich aktiv aufbauen lassen, um sowohl äußeren Stressoren besser standhalten zu können als auch körperliche Beschwerden zu verringern.

Teil II

Gesund ist nicht gleich gesund – Die Gesundheitsmodelle Pathogenese und Salutogenese

Ein Mann lag schwer krank darnieder, und es schien, als sei sein Tod nicht fern. Seine Frau holte in ihrer Angst einen Hakim, den Arzt des Dorfes. Der Hakim klopfte und horchte über eine halbe Stunde lang an dem Kranken herum, fühlte den Puls, legt seinen Kopf auf die Brust des Patienten, drehte ihn in die Bauchlage und die Seitenlage und wieder zurück, hob die Beine des Kranken an und dann den Oberkörper, öffnete dessen Augen, schaute in seinen Mund und sagte dann ganz überzeugt und sicher: „Liebe Frau, ich muss Ihnen leider die traurige Mitteilung machen, Ihr Mann ist seit zwei Tagen tot." In diesem Augenblick hob der Schwerkranke erschreckt seinen Kopf und wimmerte ängstlich: „Nein, meine Liebste, ich lebe noch!" Energisch schlug da die Frau mit der Faust auf den Kopf des Kranken und rief zornig: „Sei du still! Der Hakim, der Arzt, ist Fachmann, und der muss es ja wissen.[46]

Die Pathogenese

Die moderne Schulmedizin ist eine von Krankheit geprägte Medizin. „Erst wenn man das Krankhafte studiert, lernt man das Normale verstehen",[47] schrieb Sigmund Freud, und so forscht man mit wissenschaftlichen Methoden nach nachweisbaren Ursachen und Wirkungen von Krankheiten und nach Behandlungsmöglichkeiten von Symptomen. Bei dieser sogenannten

Pathogenese wird die Therapie in gewisser Weise losgelöst vom betroffenen Menschen durchgeführt – seine Persönlichkeit, seine Lebensumstände und möglicherweise auch zeitgleich vorliegende psychische Belastungen und Erkrankungen werden häufig nicht berücksichtigt. Darin liegt eine Schwachstelle des herkömmlichen schulmedizinischen Modells, denn psychische Störungen sind – wie sich beispielsweise in der „Global Burden of Disease Study"[48] der Weltgesundheitsorganisation nachlesen lässt – der am häufigsten auftretende krankheitsfördernde Faktor.[49] Somit sind sie individuelles Leid einerseits und eine gesamtgesellschaftliche Last andererseits. Die Autoren einer großangelegten Studie zum Thema folgerten: „Gemütskrankheiten sind im 21. Jahrhundert zur größten Herausforderung für die Gesundheitspolitik Europas geworden."[50] In Deutschland sind demnach im Jahr 17,8 Millionen Erwachsene von einer psychischen Erkrankung betroffen, in Europa ca. 164,8 Millionen Menschen – das entspricht fast 40 Prozent der europäischen Bevölkerung, und zwar quer durch alle Altersgruppen. Demnach treten psychische Störungen mit der gleichen Häufigkeit auf wie Bluthochdruck und Rückenschmerzen. Doch trotz des stets steigenden Einflusses psychischer Krankheiten auf einen so großen Teil der Bevölkerung und der damit einhergehenden finanziellen Belastung für Gesundheitssysteme wird das Thema in der Medizin wie in der Gesellschaft weiterhin stiefmütterlich behandelt oder gar stigmatisiert. Idealerweise müssten bei jedem Patienten auch individuelle, mittelbare Krankheitsursachen bei der Behandlung berücksichtigt werden, also Umwelt, Familie, Kultur und auch die Wechselwirkungen zwischen diesen Lebensbereichen. Doch nicht nur potenziell belastende Faktoren aus dem Lebensumfeld eines Patienten bleiben zu oft außen vor. Die Schulmedizin beziehungsweise die Pathogenese vernachlässigt auch die gesunden Anteile von Patienten, aus denen sich Fähigkeiten und Ressourcen schöpfen ließen für den Umgang mit Problemen und eine Veränderung der Lebenssituation.

Den Ärzten die Schuld an diesen Schwachstellen der Schulmedizin zuzuschreiben wäre jedoch falsch. In der Regel bleibt einfach nicht genug Zeit je Patient, um alle Hintergründe und möglichen Verursacher abzufragen. So müssen sie kategorisieren, welche Symptome meist mit welcher Ursache verbunden sind, und entsprechend eine Therapie ansetzen – die dann auch in den allermeisten Fällen erfolgreich verläuft.

Wenn ein Patient sich mit bestimmten Symptomen zur Sprechstunde vorstellt, wird die innere Datenbank in dem Kopf des Mediziners aufgerufen und er ordnet die beschriebenen Beschwerden einem Krankheitsbild zu. Diese Methode bietet eine Möglichkeit, aus den unzähligen bekannten Krankheiten diejenige herauszufiltern, die der Patient hat, und ihn entsprechend zu therapieren. Doch die Methode ist nicht unfehlbar. Es stellt sich die Frage: Was, wenn sich die körperlichen Beschwerden, die einem bestimmten Krankheitsbild zugeordnet werden, nicht immer und bei allen Patienten gleich manifestieren? So hat sich zum Beispiel erwiesen, dass ein Großteil der Frauen von der „üblichen" Herzinfarkt-Symptomatik von Männern stark abweicht. Anders als diese reagieren sie häufig mit unspezifischen Symptomen wie Übelkeit, Beschwerden im Oberbauch und Kurzatmigkeit.[51]

Auch passiert es, dass konventionelle Untersuchungen oder Tests kein Ergebnis liefern und der Patient mit der „guten Nachricht" nach Hause geschickt wird: „Es sieht alles in Ordnung aus. Machen Sie sich keine Sorgen." Wer dann aber trotzdem weiter unter Beschwerden oder Schmerzen leidet, für den ist diese „gute Nachricht" natürlich vollkommen unbefriedigend. In der Schulmedizin herrschen klare Verhältnisse: Entweder erhält man einen pathologischen Befund und ist krank oder man erhält keinen und ist gesund. Dazwischen gibt es nichts. Entweder leidet ein Patient an Diabetes oder er tut es nicht. Entweder ist eine Frau schwanger oder sie ist es nicht, denn ein „bisschen schwanger" gibt es nicht. Kann die Ursache – zum Beispiel von chronischen Schmerzen – nicht kausal erklärt werden, dann wird das Symptom therapiert (z.B. mit der Gabe von Schmerzmitteln) und damit endet die Handlungskette. Die Frage, welche Bedeutung diese Schmerzen haben und auf welche Störungen sie im körperlich-seelischen Organismus hinweisen könnten, wird nicht gestellt.

Die Psychotherapie weicht bei ihrem Verständnis von Gesundheit und Krankheit von diesem pathologischen Modell der Schulmedizin ab. Hier gibt es durchaus ein „Dazwischen", nicht nur Entweder-oder, sondern eine Vielzahl von graduellen Abstufungen, die von gesund bis krank reichen. Mein Großvater entwickelte eine solche Methode, die Positive Psychotherapie, wobei er davon ausging, dass Symptome eine kreative Leistung des Individuums sind, um uns über unseren Körper auf Konflikte in unseren Lebensbereichen aufmerksam zu machen.

Die Methode der Positiven Psychotherapie – und anderer psychotherapeutischer Verfahren – steht dabei in keiner Weise im Widerspruch zur konventionellen Wissenschaft, sondern bietet vielmehr eine Ergänzung. Sie will den Menschen mit all seinen Facetten erkunden. Oder wie eine orientalische Lebensweisheit sagt: „Tiefenschärfe entwickelt man erst, wenn man mit beiden Augen sieht." Auch bietet die Psychotherapie wichtige präventive Ansätze, die zur Vermeidung von Krankheit auf die Entwicklungsmöglichkeiten des Menschen setzen sowie auf seine inneren Fähigkeiten, sich selbst zu helfen und zu heilen.

Die Signale des Körpers und der Krankheitssymptome können demnach nicht losgelöst von der sozialen und seelisch-geistigen Ebene des Einzelnen betrachtet werden. Die Wichtigkeit einer umfassenden Behandlung zeigt sich am Beispiel des HI-Virus: In den letzten zwei Jahrzehnten ist die medizinische Erforschung der HIV-Krankheit so weit vorangeschritten, dass eine Infektion mit dem Virus medizinisch gesehen kein Todesurteil mehr darstellt, sondern eine chronisch gut behandelbare Erkrankung. Durch eine frühzeitige Erkennung mit darauffolgender regelmäßiger Medikamenteneinnahme ist ein „normales" Leben möglich.[52] Einen HIV-Patienten jedoch nur medikamentös zu behandeln, wäre nicht ausreichend. Eine HIV-Diagnose ist in der Gesellschaft weiterhin mit einem Stigma behaftet, sodass Patienten auch erhebliche soziologische und psychologische Auswirkungen spüren. Diese sind so gefährlich, dass sich das Risiko für einen Selbstmord nach einer positiven HIV-Diagnose verdoppelt.[53] Ein Behandlungsplan sollte bei diesen Patienten also neben der Medikamentengabe unbedingt auch eine psycho-soziale Begleitung beinhalten. Ein Mensch muss in seiner facettenreichen Gesamtheit behandelt werden und nicht aus einem eindimensionalen Blickwinkel heraus.

Die Salutogenese

Zum Arzt kam ein Schuster, der unter starken Schmerzen litt und dem Tod nahe schien. Der Arzt gab sich Mühe, fand aber kein Rezept, das noch hätte helfen können. Ängstlich fragte der Patient: „Gibt es nichts mehr, was mich retten kann?" Der Arzt antwortete: „Ich kenne leider keine anderen Mittel." Darauf antwortete der Schuster: „Wenn nichts mehr hilft, dann habe ich zum Schluss noch einen Wunsch. Ich möchte einen Eintopf mit zwei Kilo dicken Bohnen und 1 Liter Essig." Der Arzt hob resigniert die Schultern: „Ich halte nicht viel davon, aber wenn Sie meinen, können Sie es versuchen." Die Nacht über wartete der Arzt auf die Todesnachricht. Am nächsten Morgen aber war der Schuster zum Erstaunen des Arztes quicklebendig und gesund. So schrieb er in sein Tagebuch: Heute kam ein Schuster zu mir, für den es kein Mittel mehr gab. Aber zwei Kilo Bohnen und 1 Liter Essig haben ihm geholfen. Kurze Zeit darauf wurde der Arzt zu einem schwerkranken Schneider gerufen. Auch in diesem Fall war er am Ende seiner Kunst. Als ehrlicher Mann gestand er dem Schneider dies ein. Dieser bettelte: „Wissen Sie nicht doch noch eine andere Möglichkeit?" Der Arzt dachte nach und sag-

te: „Nein, aber vor nicht allzu langer Zeit kam ein Schuster zu mir, der unter ähnlichen Beschwerden litt wie sie. Ihm halfen zwei Kilo Bohnen und 1 Liter Essig." „Wenn nichts mehr hilft, werde ich das halt versuchen", antwortete der Schneider. Er aß die Bohnen mit Essig und war am nächsten Tag tot. Daraufhin schrieb der Arzt in sein Tagebuch: Gestern kam ein Schneider zu mir. Ihm war nicht zu helfen. Er aß zwei Kilo dicke Bohnen mit 1 Liter Essig, und er starb. Was für den Schuster gut ist, ist nicht gut für den Schneider.[54]

Gesundheit ist mehr als nur die Abwesenheit von Krankheit oder das mechanisch reibungslose Funktionieren des Körpers. Die WHO definiert sie als „ein Zustand vollkommenen körperlichen, geistigen und sozialen Wohlbefindens"[55]. Sie umfasst – wie auch Krankheit – den Körper, aber eben auch Lebensbereiche wie beispielsweise Umwelt und soziale Bindungen. Entsprechend wird es nicht überraschen, dass es neben dem dichotomen „Entweder-oder-Verständnis" der Schulmedizin ein ergänzendes Modell zur Erklärung von Krankheit und Gesundheit gibt. Das sogenannte Salutogenetische Modell wurde vom Soziologen und Gesundheitswissenschaftler Aaron Antonovsky (1923–1994) entwickelt und versteht Krankheit und Gesundheit als Kontinuum, auf dem wir uns immerzu bewegen. Beeinflusst werden wir dabei von äußeren Stressoren, die Erkrankungen begünstigen, und inneren Ressourcen, die unsere Gesundheit fördern und das Ausbrüten von Krankheiten verhindern.

Antonovsky kam Stressoren und Ressourcen in den 1970ern auf die Spur, als sich bei einer Befragung von Patientinnen im Rahmen seiner Forschung etwas absolut Unerwartetes ergab: Ein Drittel der Frauen, die im Zweiten Weltkrieg ein Konzentrationslager überlebt hatten, erfreuten sich nun guter Gesundheit. Wie war das möglich, angesichts des Horrors, den sie durchlebt hatten? Was war es, das diese Frauen gesund machte? Antonovsky fand in der Folge bestimmte Muster von persönlichen Einstellungen bei diesen Frauen, die er unter dem Begriff „Kohärenzgefühl" bündelte. Kohärenz beschreibt die Überzeugung einer Person, dass Probleme bewältigbar und Krisen überwindbar sind. Und Kohärenz steht tatsächlich im direkten Zusammenhang mit körperlicher Gesundheit bzw. Krankheit. Antonovsky differenzierte dieses Ergebnis weiter und stellte drei Grundgefühle fest, die Voraussetzung für positive Lebens- und Krisenbewältigung – und damit auch gesundheitsfördernd – sind: das Gefühl der Verstehbarkeit, das Gefühl der Bewältigbarkeit und das Gefühl der Sinnhaftigkeit. Daraus entwickelte er sein „Sautogenese-Modell".

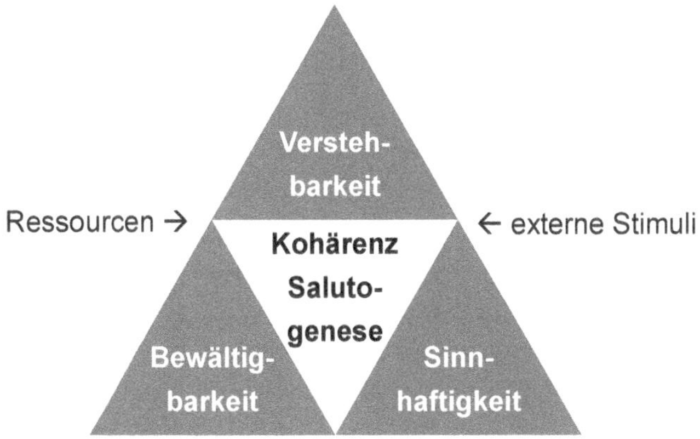

Die drei Grundgefühle werden nach Antonovsky einerseits von den menscheigenen inneren Ressourcen (z.B. enge familiäre Einbindung, finanzielle Sicherheit, Bewältigungsstrategien etc.) stimuliert, die als sogenannte „Widerstandsressourcen" gegen äußere Stressoren dienen. Andererseits wird das Dreiergespann der Grundgefühle von externen, nicht beeinflussbaren Stimuli beeinflusst (z.B. plötzlicher Tod eines lieben Menschen, Trauma etc.). Je stärker die menscheigenen Ressourcen sind, desto ausgeprägter ist die Widerstandsfähigkeit. Man lässt sich weniger schnell durch äußere Belastungen umwerfen. Wenn die inneren Ressourcen einer Person jedoch nicht stabil oder wenig ausgeprägt sind, ist die Vulnerabilität sehr viel höher. Man wird eher von Stressoren aus der Bahn geworfen und erkrankt häufiger. Medizinisch gesprochen ergibt sich daher eine positive Korrelation zwischen reduzierter Kohärenz und erhöhtem Krankheitsrisiko. Zwar kann Erkranken auch bei einem starken Kohärenzgefühl nicht ausgeschlossen werden, doch das Risiko ist geringer.

Wie ausgeprägt das Kohärenzgefühl eines Menschen ist, hängt von seiner individuellen Lebenserfahrung ab. Und es gibt noch einen weiteren Grund dafür, dass sich jeder einzelne Mensch wie kein anderer auf dem Kontinuum zwischen Krankheit und Gesundheit bewegt: unsere Genetik. Zwar teilen wir als Menschen 99 Prozent unseres Erbguts mit anderen Menschen, aber das übrige eine Prozent bildet die entscheidende Grundvoraussetzung dafür, dass wir alle individuell und verschieden sind. Es sorgt nicht nur für unverkennbare Unterschiede im äußeren Erscheinungsbild, sondern auch im individuellen Erbgut. Bereits im Jahre 1977 stellten die amerikanischen Psychiater Jospeh Zubin und Bonnie Spring das „Vulnerabilitäts-Stress-Modell“ vor, das die genetischen Veranlagungen und erlerntes Verhalten in Verbindung bringt.[56] Es geht davon aus, dass jeder Mensch aufgrund von individuellen Erfahrungen und Veranlagungen ein anderes Maß an Vulnerabilität hat. Auf diese sogenannte Vorbelastung bauen dann die exogenen Stressoren des Alltagslebens auf. Wenn man eine geringe Vulnerabilität (durch Erziehung und Erbgut) mit sich bringt, verkraftet man ein stärkeres Ausmaß an exogenen Stressoren, ehe man den „kritischen Punkt" erreicht, der einen aus der Bahn wirft. Hat man jedoch das Pech, von Haus aus eine hohe Vulnerabilität ins Spiel zu bringen, genügen wenige Stressoren, um einen über diese kritische Schwelle zu tragen. Ist dieser kritische Punkt einmal erreicht, klopft häufig schon die Krankheit an der Tür – und lässt sich dann auch kaum wieder ausladen.

Es ist wichtig zu erwähnen, dass weder das Salutogenetische Modell noch das Vulnerabilität-Stress-Modell Patienten verantwortlich macht für ihre Krankheit. Kein Mensch ist schuld an seinen Erfahrungen und Veranlagungen. Diese Modelle zeigen lediglich, dass ein Zusammenhang besteht zwischen Ressourcen, Stressoren und Krankheit, und dass jeder Einzelne von uns individuell mit unterschiedlichen Abwehrkräften ausgestattet ist und unterschiedlich auf die exogenen Faktoren des Lebens reagiert.

Mit dem Salutogenetischen Modell hat ein Perspektivenwechsel stattgefunden: von der organpathologischen Sichtweise, die den Menschen dichotom als entweder „gesund" oder „krank" klassifiziert, hin zu der Annahme, dass der Mensch sich auf einem Kontiuum zwischen den Polen Gesundheit und Krankheit bewegt. Im Vordergrund steht nicht die Frage, wieso jemand krank ist, sondern wie Menschen trotz Risiken und äußerer Stressoren gesund bleiben.[57] Man könnte nun meinen, man müsse nur allen Stressoren aus dem Weg gehen, um gesund zu bleiben. Aber das Gegenteil ist der Fall! Antonovsky zeigt nämlich auch, dass gerade das Überwinden von Stress uns hilft, unsere persönliche Belastbarkeit zu stärken und zu erweitern und hierdurch Resilienz aufzubauen.

Schauen wir uns die drei Grundgefühle noch einmal genauer an, die unser Kohärenzgefühl ausmachen und die uns helfen – wenn sie gut ausgeprägt sind –, im Leben gut zurechtzukommen und gesund zu bleiben.

Verstehbarkeit

Menschen mit guter Ausprägung dieses Grundgefühls erleben die Welt als vorhersehbar, strukturiert und erklärbar. Wie Nietzsche sagte: „Wer ein Warum hat, dem ist kein Wie zu schwer." Fehlt das Warum, kann schon eine Kleinigkeit uns aus der Bahn werfen.

Bewältigbarkeit

Ist dieses Grundgefühl ausgeprägt, so ist ein Mensch sicher, dass er sein Leben selbstwirksam gestalten und Probleme bewältigen kann.

In den 1950er-Jahren führte der Verhaltensforscher Curt Richter einen Tierversuch mit Ratten durch, der heute so glücklicherweise nicht mehr stattfinden würde, der uns aber die Bedeutsamkeit des Gefühls der Bewältigbarkeit vor Augen führt: Zuerst setzte Richter einige Ratten in mit Wasser gefüllte Behälter und stellte fest, dass die Tiere für circa zwei Minuten schwammen, ehe sie sich sinken ließen und ertranken In einem zweiten Versuch setzte er erneut einige Ratten in mit Wasser gefüllte Behälter. Nun nahm er die Tiere aber kurz vor dem Ertrinken aus dem Wasser, trocknete sie und ließ sie einige Minuten ausruhen. Als er diese Ratten zurück ins Wasser setzte, schwammen sie statt für wenige Minuten für mehr als achtzig Stunden, bevor sie sich ihrem Schicksal ergaben und ertranken. In Richters Versuch macht allein die kurzzeitige „Rettung" der Tiere – ein Funke Hoffnung, dass die Situation bewältigbar ist – ein erheblich erhöhtes Durchhaltevermögen aus.[58] Seit Richter haben zahlreiche Studien am Menschen die Bedeutung von Bewältigbarkeit im Heilungsprozess gezeigt, eine eindeutige positive Korrelation zwischen dem Ausmaß der Hoffnung einer Person und deren Gesundung. Allein der Glaube, dass eine Situation zu bewältigen ist, verleiht neue Kampfbereitschaft. Wenn aber kein „Licht am Ende des Tunnels" zu sehen ist – wie zum Bespiel häufig für Menschen, die von einem chronischen Schmerzsyndromen betroffen sind, ist es eine besonders große Herausforderung, nicht aufzugeben (wir erinnern uns an den Komplizen Zukunftsangst, Seite 74).[59]

Sinnhaftigkeit

Wer davon überzeugt ist, dass das Leben einen Sinn hat und Anstrengungen einen Wert haben, bei dem ist dieses Grundgefühl ausgeprägt. In diesem Zusammenhang ist eine Analyse interessant, die aus den Ergebnissen von mehr als 1200 Studien den Zusammenhang herausstellen konnte, dass Menschen mit einem Glauben an eine höhere Macht nicht nur häufig eine bessere Gesundheit aufweisen, sondern im Falle einer Erkrankung auch schneller zur Genesung gelangen.[60] Eine andere Studie zeigte sogar einen Zusammenhang zwischen Spiritualität und einem gestärkten Immunsystem sowie niedrigeren Raten an Depression, Angst und Hoffnungslosigkeit.[61] Wenn das Leben mit Sinnhaftigkeit untermauert ist, sei dies durch religiöse oder anderweitig spirituelle Rituale, wird ein Gefühl von Ordnung, Sicherheit und Gemeinschaft vermittelt, welches zu einer verstärkten Widerstandsfähigkeit führt und Menschen mit einem größeren Durchhaltevermögen ausstattet, um die Hindernisse des Lebens zu überwinden.

Zwar kann kein Mensch vorhersagen, wie seine Zukunft sich gestaltet und welche äußeren Stressoren sich ergeben, aber der Einzelne hat die Kontrolle darüber, sicherzustellen, dass die Festung der Resilienz stark ist und sich nicht von dem Trubel der exogenen Stressoren einnehmen lässt. Diese Festung beruht auf dem starken Fundament des Kohärenzgefühls, dass das Leben sinnvoll, bewältigbar und verständlich ist. Der Kranke ist nun nicht mehr passives Objekt, das vom Arzt behandelt wird, sondern selbst aktiv Handelnder.

Im Folgenden wollen wir deshalb die Positive Psychotherapie etwas genauer erkunden. Denn auch sie basiert auf einem salutogenetischen Krankheitsbegriff, der den Menschen ganzheitlich betrachtet und somit eine Ergänzung zu der körperlichen Behandlung von chronischen Erkrankungen bietet. Es sei noch einmal gesagt, dass sie nur eine von vielen psychotherapeutischen Methoden ist, die in der Behandlung von chronischen Erkrankungen Lösungsansätze bietet.

Die Positive Psychotherapie

Ein Herrscher aus alten Zeiten grübelte über die Frage des Lebens. Weil ihn das Wesen von Gut und Böse beschäftigte, befahl er seinem Diener, die Organe zu bringen, die am besten, schönsten und wertvollsten seien. Der Diener brachte das Herz und die Zunge eines Tieres. Der Herrrscher schaute sich die Organe an, dachte über deren Sinn nach und schickte den Diener nun, die hässlichsten und schlechtesten Organe zu holen. Der ging und brachte wiederum ein Herz und eine Zunge. Erstaunt fragte der Herrscher seinen Diener: „Du bringst Herz und Zunge als die besten Organe, aber auch gleichzeitig als die schlechtesten, wie kommt das?" Der Diener antwortete bescheiden: „Wenn das, was ein Mensch fühlt und denkt, offen vom Herzen kommt und die Zunge nur Wahres ehrlich sagt, sind Herz und Zunge die wertvollsten Organe. Der Mensch, dem sie gehören, fühlt sich gesund und glücklich. Wenn aber das Herz zu einer Mördergrube wurde, die Wünsche verleugnet und die Zunge Unwahres und Falsches sagt, sind beide Organe die reine Strafe für den Menschen, dem sie gehören. Die Zwietracht, die er nach außen sät, erfüllt auch sein Inneres, und das Glück hat sich von ihm gewandt.[62]

In den 1970er-Jahren entwickelte mein Großvater, Prof. Dr. med. Nossrat Peseschkian, die Positive Psychotherapie (PPT), eine „humanistische psychodynamische psychotherapeutische" Methode, die auf einem konfliktzentrierten sowie ressourcenorientierten Modell beruht. Für seine Patienten hätte mein Großvater das wohl so übersetzt: Man befasst sich weniger mit den Symptomen und Defiziten, dafür umso mehr mit der Übersetzung der Symptombedeutung, um all seine Ressourcen mobilisieren zu können, die der Genesung dienen. Wenn man an Psychotherapie denkt, kommt einem vielleicht erst das Freud'sche Bild des bärtigen Therapeuten mit der Couch in den Sinn, dessen Klienten über Ängste,

Depression etc. sprechen. In der Praxis meines Großvaters ging es bei den Patienten aber häufig nicht nur um psychische Beschwerden, sondern auch um die Behandlung körperlicher Symptome durch eine psychotherapeutische Methode. Die breite Palette der Patienten, die bei ihm in Behandlung waren, reichte von Patienten mit klassischen psychischen Störungen über solche mit Beziehungsproblemen bis hin zu jenen, die unter anhaltenden somatischen Symptomen litten wie Kopfschmerzen, Rückenschmerzen, Gelenkbeschwerden und so weiter.

Bei seiner Methode wird das Adjektiv „positiv" nicht im Sinne von „positiv denken" oder sich Dinge „schönreden" verstanden, sondern orientiert sich vielmehr an der ursprünglichen lateinischen Bedeutung (lat. Positum): das „Tatsächliche", das „Vorhandene", das „Umfassende". Der Blick ist also auf das Ganze gerichtet, das heißt, jeder Mensch, der die Fähigkeit besitzt, eine Störung zu entwickeln, hat auch die Fähigkeit, diese Störung zu überwinden. Aus dieser Perspektive bekommen Krankheitssymptome einen neuen Stellenwert: Sie werden als Fähigkeit des Körpers angesehen, die Botschaft zu übermitteln, dass es einen inneren Konflikt gibt. Je stärker das Symptom (zum Beispiel Schmerzen), umso dringender und unüberhörbar ist diese Botschaft.

Positum
≙ das Vorhandene

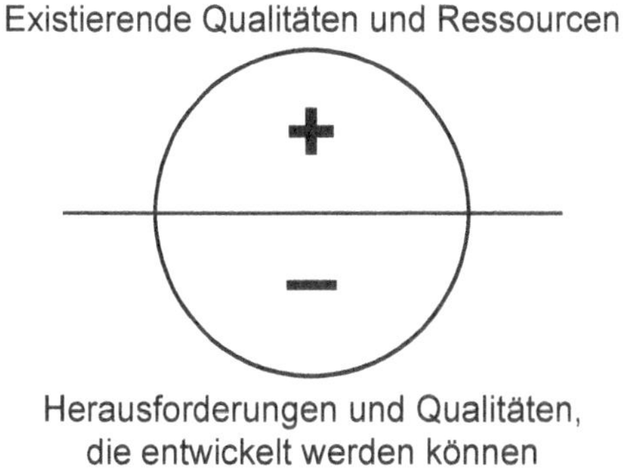

In jedem von uns sind also Symptome, Störungen und Konflikte „vorhanden“, jedoch gleichermaßen auch Selbsthilfepotenziale und Fähigkeiten, mit Konflikten umzugehen. So kann auch jenen unbewussten und bewussten „Coping“-Mechanismen (Bewältigungsstrategien), die gemeinhin negativ bewertet werden, eine positive Dimension zugeschrieben werden. Beispielsweise

Aggression: Die Fähigkeit, mit tiefer Emotionalität und Ehrlichkeit auf Situationen reagieren.

Depression: Die Fähigkeit, mit tiefster Gefühlsbereitschaft auf Konflikte zu reagieren.

Faulheit: Die Fähigkeit, speziellen Leistungsanforderungen aus dem Weg zu gehen.

Die Positive Psychotherapie ruht auf drei Säulen – Hoffnung, Balance und Beratung –, die wir uns im Folgenden genauer(ansehen werden, um deren praktische Auswirkungen auf unser Leben besser zu verstehen und für uns nutzen zu können.

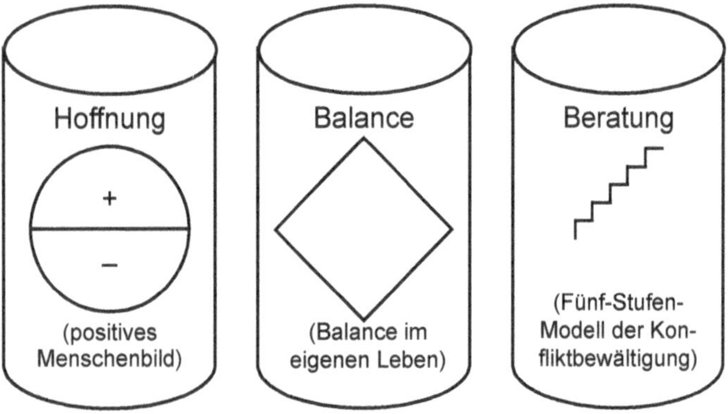

Die drei Säulen der Positiven Psychotherapie

Das positive Menschenbild in der Positiven Psychotherapie

Wenn du eine hilfreiche Hand suchst, so suche sie am Ende deines eigenen Armes. (Unbekannt)

Wir leben in einer leistungsorientierten „Entmutigungsgesellschaft", in der die die Schwächen des Einzelnen im Vordergrund stehen – ganz ähnlich wie bei der herkömmlichen schulmedizinischen Herangehensweise, bei der das Augenmerk auf das Krankhafte gelegt wird. In Gegensatz dazu geht man in der Positiven Psychotherapie davon aus, dass zwar auch Schwächen analysiert werden müssen, der Fokus der Therapie aber auf der Ermutigung des Patienten liegen soll. Nach dem Leitspruch: „Kritisiere leise – lobe laut."

Mein Großvater betonte immer wieder, wie sehr ihn der folgende Leitsatz aus der Bahai-Religion sein Leben lang als innerer Kompass begleitete: „Betrachte den Menschen als ein Bergwerk reich an Edelsteinen von unschätzbarem Wert. Nur die Erziehung kann bewirken, dass es seine Schätze enthüllt und die Menschheit daraus Nutzen zu ziehen vermag." Dieses Zitat bildet das Fundament, auf dem das positive Menschenbild der Positiven Psychotherapie beruht. Für die therapeutische Arbeit impliziert dieses Zitat, dass der Patient seinem Wesen nach „gut" ist; ausgestattet mit innewohnenden, jedoch verborgenen „Edelsteinen". Die Aufgabe der Erziehung (im weiteren Sinne auch der Psychotherapie) ist es nun, diese Edelsteine ans Licht zu befördern oder – besser gesagt – den Menschen dazu zu befähigen, dies selbst zu tun.

Weiter wird die Bedeutung des positiven Menschenbildes für die Prägung eines Individuums deutlich. Mein Großvater betonte immer wieder, dass es einen großen Unterschied macht, ob ich in einer Familie aufwachse, in der das Lebensmotto lautet: „Nach mir die Sintflut", oder ob ich mit dem Konzept heranwachse, dass ich ein wichtiges Puzzlestück bin, individuell und unersetzlich. In dem obigen Zitat über die Edelsteine lässt sich die Wichtigkeit der Dualität des Individuums und seine Verknüpfung mit der Gesellschaft ablesen. Der Mensch gleicht somit einem einzigartigen Puzzlestück und die Aufgabe im Leben scheint zu sein, seinen Platz und seine Einzigartigkeit zu entdecken und diese Tugenden wie Edelsteine zu polieren und an die Oberfläche zu bringen: für sich selbst und anderen zum Nutzen. Nach der Analogie: Eine Quelle kann sich nur Quelle nennen, wenn sie Wasser spendet, eine Kerze nur Kerze nennen, wenn sie Licht spendet, ein Mensch nur sich Mensch nennen, wenn er teilt/für andere da ist.

Das positive Menschenbild regt Patienten an, sich mit möglicherweise verborgenen Bedeutungen eines Symptoms zu beschäftigen, und dient als Motivation, sich der eigenen Bewältigungsfähigkeiten und Verantwortung bewusst zu werden und diese zu mobilisieren, um eine Genesung zu begünstigen. Psychotherapie statt Psychopathologie.

Die Positive Psychotherapie folgt der Annahme, dass jeder Mensch Träger von zwei Grundfähigkeiten ist: Liebesfähigkeit und Erkenntnisfähigkeit.

Die Liebesfähigkeit meint die Fähigkeit zu lieben und geliebt zu werden. Aus ihr entstehen wiederum die „primären Fähigkeiten" wie Vorbild sein, Geduld haben, sich Zeit nehmen, Sexualität leben, Vertrauen und Hoffnung haben, Kontakte pflegen etc. Der Fokus der primären Fähigkeiten liegt vorwiegend im emotionalen Bereich und sie entwickeln sich vornehmlich in zwischenmenschlichen Beziehungen, wobei das Verhältnis zumindest zu den engsten Bezugspersonen eine erhebliche Rolle spielt. Wenn wir von primären Fähigkeiten sprechen, so nicht, weil diese wichtiger wären als die sekundären (s.u.). Vielmehr soll der Begriff „primär" anzeigen, dass diese Fähigkeiten zeitlich zuerst entstehen, vom ersten Tag des Lebens an.

Die Erkenntnisfähigkeit meint die Fähigkeit zu lernen und zu lehren. In ihr spiegeln sich die Leistungsnormen der sozialen

Gruppe eines Individuums, und aus ihr entwickeln sich „sekundäre“ Fähigkeiten wie Pünktlichkeit, Ordnung, Fleiß, Leistung, Genauigkeit und Zuverlässigkeit. Sekundäre Fähigkeiten beeinflussen, wie wir alltägliche Ereignisse beurteilen. So können beispielsweise Unordnung, ritualisierte Sauberkeit oder zwanghafte Gewissenhaftigkeit nicht nur soziale Konflikte auslösen, sondern auch psychische und psychosomatische Konsequenzen haben – wenn Verarbeitungsmechanismen wie Angst, Aggression oder Nachahmungen ausgelöst werden, werden nämlich häufig Atemwege, Herz und Kreislauf, Verdauungstrakt und Nervensystem in Mitleidenschaft gezogen.

Die sekundären Fähigkeiten werden ab dem Kindergartenalter, also mit ca. 3 Jahren, zunehmend wichtiger. Das ist der Zeitpunkt, ab dem ein Kind auch mehr und mehr Imperative/Aufforderungen entgegennehmen muss (z.B. „Beeil dich“, „Leg deine Schuhe ordentlich ins Regal“ etc.). Die primären und sekundären Fähigkeiten werden in der Positiven Psychotherapie als „Aktualfähigkeiten“ zusammengefasst, denen gemein ist, dass sie in jeder menschlichen Beziehung eine Rolle spielen. Zum Beispiel wird das Maß an Sympathie, das wir für eine andere Person empfinden, dadurch beeinflusst, wie ähnlich diese Person uns in der Ausprägung ihrer primären und sekundären Fähigkeiten ist.

In unserer Gesellschaft kann man ein Ungleichgewicht feststellen, bei dem sekundäre Fähigkeiten an Wichtigkeit zunehmen und primäre Fähigkeiten in den Hintergrund treten. So kann man behaupten, dass der schulischen (und beruflichen) Ausbildung ein höherer Stellenwert eingeräumt wird als der Herzensbildung. Letztere wird in der Schule nicht gelehrt und gilt in der Regel als „Sache der Eltern“. Ich denke dabei an ein orientalisches Sprichwort: „Man muss aufpassen, dass der Sattel nicht wichtiger wird als das Pferd.“ In orientalischen Kulturen fällt das Ungleichgewicht eher zugunsten der primären Fähigkeiten aus, was aber nicht zwingend „besser“ ist. Unsere primären und sekundären Fähigkeiten sind nicht getrennte Systeme, sondern beeinflussen sich wechselseitig. Es ist nicht die Fähigkeit an sich, die ein Problem verursachen kann, sondern ein „zu viel“ oder „zu wenig“ gemessen an den Bedürfnissen des Individuums und seines Umfelds. Tugenden können im Übermaß zu Untugenden werden, zum Beispiel wenn Höflichkeit zu Unehrlichkeit wird.

Bei zwischenmenschlichen Konflikten lässt sich häufig erkennen, dass ein Streit über sekundäre Fähigkeitsinhalte tatsächlich auf primäre Fähigkeiten zurückfällt (zum Beispiel: „Ich habe kein Vertrauen mehr zu meinem Partner, weil er unordentlich und unzuverlässig ist.“). Auf der Grundlage der primären Fähigkeiten erfahren die sekundären Fähigkeiten ihre emotionale Resonanz. Obgleich der auslösende Moment auf sekundärer Ebene stattfindet, wird der wahre Verlust auf primärer Ebene erlitten (z.B. Vertrauensverlust).

Aktualfähigkeiten	
Primäre Fähigkeiten Emotionale Bedürfnisse und Mittel der Beziehungsfähigkeit (vermittelt durch ein Vorbild)	**Sekundäre Fähigkeiten** Soziale Normen und Mittel der Beziehungsgestaltung (vermittelt durch Erziehung)
Liebe	Pünktlichkeit
Geduld	Sauberkeit
Zeit	Ordnung
Sexualität	Fleiß
Vertrauen	Ehrlichkeit
Hoffnung	Sparsamkeit
Gewissheit	Genauigkeit
Einheit	Zuverlässigkeit
Glaube	Gerechtigkeit
Kontakt	Höflichkeit

Der Mensch ist, wenn er geboren wird, kein unbeschriebenes, sondern ein noch ungelesenes Blatt. Der Säugling ist bereits ausgestattet mit Erkenntnis- und Liebesfähigkeit. Diese Grundfähigkeiten bedürfen aber der Reifung, der Unterstützung und der Herausforderung durch andere Menschen und der Umwelt, um sich voll entwickeln zu können (Sinngebung und Sinnfindung – zum Beispiel durch Religion oder Wissensvermittlung).

Die Grundfähigkeiten besitzen die Eigenart, dass sie sich nur in den Momenten zeigen, in denen sie gebraucht werden beziehungsweise gefordert sind – ansonsten bleiben sie uns verborgen wie die schwarze Ameise, die in einer dunklen Nacht auf einem schwarzen Stein sitzt. Wie ein Mensch sie einsetzen kann, hängt davon ab, ob sie im Verlauf seiner Entwicklung zur Ausprägung kommen und in welchem Maße, also von den fordernden oder hemmenden Bedingungen des Körpers, der Umwelt und der Zeit, in der dieser Mensch lebt. Die uns gegebenen Grundfähigkeiten werden im Verlauf der Sozialisation demnach unterschiedlich differenziert und durch die einzigartigen Bedingungen der individuellen Entwicklung geprägt. So entsteht die individuelle, unverwechselbare Struktur von Wesenszügen, die wir Persönlichkeit nennen. Betrachten wir nun, wie diese Unterschiede bei den zeitlichen, umweltlichen und körperlichen Aktualfähigkeiten entstehen.

Körper: Wenn wir jung sind, kommt uns unsere Lebenszeit endlos vor, wie die Strecke bis zu einem Horizont. In der Regel sind unsere Körper gesund und stark, ohne dass wir dem einen besonderen Stellenwert zuschreiben. Wir kennen es nicht anders. Dementsprechend fokussieren wir unsere Bemühungen meist auf das Streben nach beruflichen und selbstverwirklichenden Zielen. Doch durch eine unerwartete Diagnose kann sich das Bild von der Unendlichkeit rasch verändern. Wenn der Horizont plötzlich näher rückt und die Zukunft nun zeitlich begrenzt und unsicher scheint, verlagert sich unser Fokus weg von entfernten Zielen auf die unmittelbare Gegenwart.

Dieser Perspektivwechsel zeigte sich in einem soziologischen Experiment:[63] Die jüngeren Probanden sehnten sich besonders danach, mit Menschen Zeit zu verbringen, die potenzielle Quellen neuer Freundschaft waren und ihren Wissenskreis sowie ihre Reichweite erweitern. Die älteren Probanden hingegen sehnten sich danach, ihre Zeit mit Menschen zu verbringen, die ihnen zum gegenwärtigen Zeitpunkt bereits sehr am Herzen lagen. Interessanterweise verschwand diese Altersdiskrepanz unter den krankheitsgeplagten Probanden. Die Präferenzen eines Kranken im jugendlichen Alter waren identisch mit denen einer älteren Person. Auch in transkulturellen Längsschnittuntersuchungen waren keine signifikanten Unterschiede zu beobachten. Wie die Forscher es formulierten: Wenn die Zerbrechlichkeit des Lebens offenbar wird, verändern und verlagern sich die Lebensziele und Motivation.

Wenn der Körper samt seiner Gebrechen einen vorderen Platz im Leben einnimmt, treten auch die primären Fähigkeiten wie Liebe, Geduld, Zärtlichkeit in den Vordergrund und sekundäre Fähigkeiten wie Ordnung und Genauigkeit werden eher vernachlässigt.

Umwelt: In verschiedenen Kulturen werden verschiedene primäre und sekundäre Fähigkeiten mehr oder weniger stark ausgeprägt. Während in einem Kulturkreis beispielsweise Treue, Zuverlässigkeit und Höflichkeit gefordert und gefördert werden, sind es in einem anderen Gerechtigkeit und Ehrlichkeit. Dies bedeutet nicht, dass Menschen aus einem Kulturkreis nicht die Fähigkeiten des anderen Kulturkreises entwickeln könnten, sondern nur, dass sich der Mensch meist die Fähigkeiten in stärkerem Ausmaß aneignet, die in seiner Lebenssituation und in seinem Umfeld besonders von Nutzen sind.

Zeit: Wir sind alle Kinder unsrer Zeit. Das Individuum wird von den Normen geprägt, die während seiner Lebenszeit das gesellschaftliche Leben regeln. So können wir davon ausgehen, dass in Zeiten der preußischen Könige den sekundären Fähigkeiten wie Ordnung, Fleiß, Genauigkeit und Gehorsamkeit mehr Bedeutung zugemessen wurde als den primären Fähigkeiten Liebe, Zärtlichkeit und Geduld.

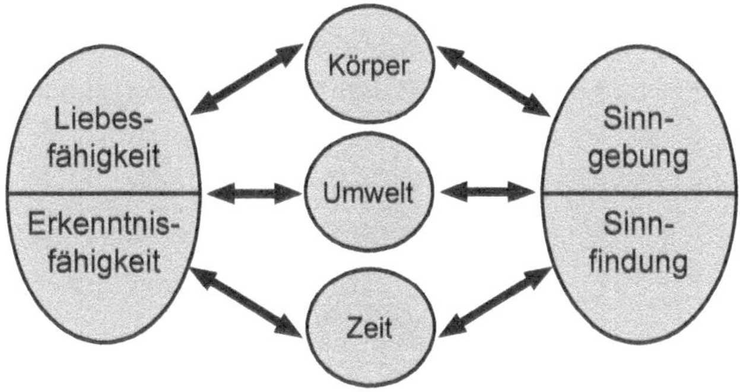

Grundfähigkeiten und ihre Entwicklungsbedingungen zur Sinngebung und Sinnfindung in der Positiven Psychotherapie

Das Balance-Modell

Die zweite Säule der Positiven Psychotherapie (PPT) ist das Balance-Modell. Es basiert auf dem Gedanken, dass es vier wesentliche Bereiche des Lebens gibt, in denen der Mensch handelt: Körper/Sinne, Leistung/Verstand, Kontakt/Tradition und Zukunft/Fantasie (siehe Abbildung Seite 100). In Momenten, in denen dieses Vierergespann in einem ausgewogenen Verhältnis zueinander steht, erlebt ein Mensch seelisches Gleichgewicht. Das Ziel der PPT ist es deshalb, dem Individuum zu helfen, diese Balance in seinem Leben zu erreichen und die dafür notwendigen Ressourcen aufzubringen – denn es gibt im Leben nur selten diesen Zustand, dass alle vier Bereiche gleichermaßen ausgelebt werden können. Wie ein Mobile, das außer Balance gerät, sobald man es anstößt, beeinflussen die äußeren Faktoren unseres Lebens ständig unser seelisches Gleichgewicht. Das ist auch nicht schlimm, solange die Dauer der vermehrten Belastung einzelner Bereiche begrenzt ist und die anderen Bereiche nach Abschluss der Belastung wieder vermehrt in den Fokus rücken. Wenn zum Beispiel jemand eine neue Stelle antritt, dann wird sich in den ersten Monaten fast alles um die Arbeit (Bereich Leistung) drehen. Gibt es einen Todesfall in der Familie, rücken die Bereiche Kontakt und/oder Fantasie/Zukunft in den Vordergrund.

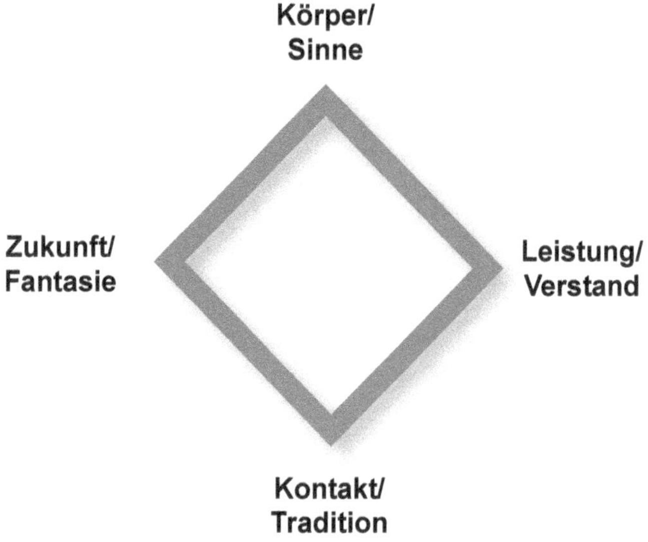

Der Mensch befindet sich also in einem permanenten Veränderungsprozess (Transition), wobei er immer wieder aus dem Gleichgewicht gerät und immer wieder ins Gleichgewicht zurückfindet. Ein Ungleichgewicht kann ohne weiteres ein halbes bis ganzes Jahr anhalten, ehe man wieder in die Balance findet (zum Beispiel wenn ein nahestehender Mensch verstirbt oder man eine neue Arbeitsstelle antritt). Es kann aber auch vorkommen, dass man gar nicht mehr zurück in die Balance kommt und der Zustand des Ungleichgewichts pathologisch wird. Die PPT verfolgt damit die Annahme, dass eine langfristige Überbelastung

(Hypertrophie[64]) ebenso wie eine langfristige Vernachlässigung (Hypotrophie[65]) eines Bereiches zur Verschiebung des inneren Gleichgewichts und schlussendlich zu körperlichen Symptomen führen kann, da die anderen Bereiche in den Hintergrund geraten und vernachlässigt werden. Weil unsere Zeit und unsere Ressourcen begrenzt sind, bedeutet die Hypertrophie eines Bereichs sehr häufig die Hypotrophie anderer Bereiche. Das resultierende Ungleichgewicht der verschiedenen Lebensbereiche kann den äußeren Stressoren dann weniger gut entgegenwirken. Wie beim Auto, das nur mit vier Rädern fahren kann.

Die vier Bereiche haben einen großen Einfluss auf die Lebenszufriedenheit des Einzelnen sowie auf seine Fähigkeiten, mit Konflikten und Herausforderungen umzugehen. Obwohl jeder Mensch Fähigkeiten für alle vier Bereiche in sich trägt, gibt es immer individuell stärker und schwächer entwickelte sowie einen häufig auftretenden, einseitigen Fokus auf einen der vier Bereiche. Wird ein Bereich komplett vernachlässigt, wird er wie ein ruhiggestellter Muskel langsam verkümmern. Er ist zwar nicht komplett verschwunden und kann (wie ein Muskel) auch wiederaufgebaut werden, aber er kann vorübergehend nicht die gleiche Leistung erbringen, wie wenn kontinuierlich auf ihn geachtet würde. Interessanterweise erkranken Menschen meistens auch nicht aufgrund vermehrter Belastung eines Bereichs, sondern durch die Vernachlässigung der anderen Bereiche. So gesehen kann man in der PPT postulieren, dass das Balance Modell als eine Art der Burnout-Prophylaxe eingesetzt werden kann, da ein frühes Eingreifen in ein Ungleichgewicht Veränderungen noch vor Beginn chronischer körperlicher Symptome herbeiführen kann.

Die vier Bereiche des Balance-Modells

Eine ausgeglichene Lebensbalance sorgt nicht nur für Zufriedenheit, sondern macht den Menschen auch resistenter gegen Stress und Krankheit. Die vier Bereiche erkennen und wahrnehmen zu können, ist deshalb ein wichtiger Schritt auf dem Weg zum gesunden Leben. Schauen wir sie uns also genauer an.

Körper/Sinne

Dieser Bereich beschreibt die Fähigkeit, den Körper lustvoll zu erleben und die Gesundheit zu erhalten: Im Vordergrund steht das Körper-Ich-Gefühl. Wie nimmt man seinen Körper wahr? Wie erlebt man die verschiedenen Sinneseindrücke und Informationen aus der Umwelt? Zu diesem Bereich gehört: Schlaf, Sport, Ernährung, Ästhetik, Aussehen und Sexualität.

Leistung/Verstand

Unter Leistung versteht man die Fähigkeit zu lernen und zu lehren und diese einzusetzen, um die eigene Existenz zu sichern. Der Bereich ist stark subjektiven Empfindungen unterworfen, beispielsweise braucht einer nur ein Dach über dem Kopf, um zufrieden zu sein, für den anderen gehört zwingend ein bestimmtes Auto dazu. In diesem Bereich beschäftigt man sich auch mit der Art und Weise, wie Leistungsnormen ausgeprägt sind und wie sie in das Selbstkonzept eingegliedert werden. Der Verstand ermöglicht es, systematisch und gezielt Probleme zu lösen und Leistungen zu optimieren. Hierzu gehören berufliche Tätigkeiten, Haushalt, Umgang mit Geld und Ausbildung etc.

Kontakt/Tradition

Dieser Bereich betrifft die Fähigkeit, soziale Beziehungen aufzunehmen und zu pflegen sowie die Fähigkeit zu lieben und geliebt zu werden. Hierbei ist die Beziehung und der Kontakt zu sich selbst, dem Partner, der Familie, das Verhältnis zu anderen Menschen, sozialen Schichten und fremden Kulturkreisen wichtig. Die sozialen Verhaltensweisen werden durch die individuellen Lernerfahrungen und die Tradition mitgeprägt. Hierzu gehören Beziehung in der Partnerschaft, Familie, soziales Engagement und Pflege von Freundschaften.

Zukunft/Fantasie
Dieser Bereich betrifft die Fähigkeit, von seinen intuitiven und fantasievollen Ressourcen Gebrauch zu machen und damit die nahe und ferne Zukunft optimistisch und sinngebend zu entwerfen. In diesen Bereich gehören Lebensziele, Religiosität, Sinn des Lebens, Meditation, Tagträumen, kreative Tätigkeiten etc.

Die Vielschichtigkeit des Balance-Modells liegt darin, dass die Einstufung einzelner Handlungen je nach Absicht des Handelnden vorgenommen wird und nicht durch starr festgelegte Kategorisierung. Das bedeutet: Auf den ersten Blick würde man „Jogging“ automatisch in den „Körper“-Bereich einstufen. Joggt man jedoch in einer Laufgruppe mit der primären Absicht, gesellig zu sein, könnte dies auch in „Kontakt“ klassifiziert werden. Misst man beim Joggen permanent Tempo, Herzschlag, Strecke und Kalorienverbrauch, würde die Aktivität eher in den Bereich „Leistung“ fallen.

Auch transkulturell/gesellschaftsabhängig wird den verschiedenen Bereichen ein unterschiedlich starker Stellenwert zugemessen. In den „individualistischen“ Gesellschaften wird mehr Gewicht auf die Bereiche „Körper“ und „Leistung“ gelegt, wohingegen in den „kollektivistischen“ Kulturen „Kontakt“ und „Fantasie“ Vorrang haben. Wenn beispielsweise jemand in Westeuropa erkrankt, möchte er häufig eher seine Ruhe haben, um sich zu erholen. Besuche werden hierbei schnell als eine soziale Last empfunden. In orientalischen Ländern hingegen wird das Bett des Kranken ins Wohnzimmer verlegt, damit er möglichst viele Besucher empfangen kann. Ein Ausbleiben der Besucher würde als mangelnde Anteilnahme empfunden. Nimmt man zum Beispiel das weitverbreitete Syndrom der Depression mit all seinen körperlichen Parametern, so kann man anhand des Balance-Modells und jahrzehntelanger Patientenerfahrung spekulieren, dass Mitteleuropäer und Nordamerikaner depressive Verstimmungen entwickeln, weil ihnen Kontakt fehlt und sie häufig unter emotionaler

Kälte leiden. Im Orient entwickelt sich Depression eher, weil sich Menschen durch die Enge ihrer sozialen Verpflichtungen überfordert fühlen. Obgleich die sichtbare Symptomatik identisch ist, sind die Ängste und ihr Ursprung, die sie kennzeichnen, jedoch unterschiedlicher, heterogener Art.

Jedoch nicht nur im transkulturellen Vergleich finden wir Unterschiede. Auch bei der Betrachtung von zwei Familien aus einer Stadt würde aufgrund individueller Vorerfahrungen in der Ursprungsfamilie und Erziehung demselben Bereich ein unterschiedlicher Stellenwert zugemessen werden.

Welcher Bereich hat in deinem Leben einen großen Stellenwert? Und welcher Bereich gerät in deinem Alltag zu sehr in den Hintergrund? In welchen Bereich „fliehst" du bei Konflikten? Im Folgenden ist ein kleiner Fragenkatalog zu den einzelnen Bereichen für dich persönlich. Es gibt keine binäre „richtig-falsch"-Auflösung, sondern er soll einfach dazu dienen, ein Gefühl zu bekommen für unsere automatischen Fluchtmechanismen (auf die wir später noch genauer eingehen werden) in bestimmte Bereiche. Dabei ist es auch sicher sinnvoll zu überprüfen, inwiefern familiär erlernte Grundmuster dieser Flucht zugrunde liegen.[66]

Körper/Sinne

- Wie nimmst du deinen Körper wahr? Wie viel Energie verwendest du für deinen Körper z.B. durch Sport, Ernährung, Sexualität?
- Welche körperlichen Beschwerden hast du, welche Organe sind betroffen?
- Wie beurteilst du dein Aussehen? Ist es für dich wichtig, dass dein Partner gut aussieht?
- Empfindest du deinen Körper als Freund oder Feind? Legt man in deiner Familie großen Wert auf Aussehen, sportliche Betätigung und körperliche Gesundheit?

- Auf welches Organ schlägt bei dir Ärger?
- Welche Bedeutung hat Zärtlichkeit für dich?
- Wie wichtig ist dir dieser Lebensbereich und wie viel Selbstwertgefühl erhältst du hierdurch?

Leistung/Verstand

- Bist du mit deinem Beruf zufrieden?
- Wie viel Energie verwendest du für deinen Beruf, Haushalt, Ausbildung?
- Ist es wichtig für dich, in deinen Leistungen immer gut abzuschneiden?
- Wie wichtig ist Intelligenz und soziales Prestige für dich?
- Fällt es dir leicht, die Leistungen anderer (Partner, Kinder, Kollegen) anzuerkennen?
- Legten deine Eltern viel Wert auf Fleiß und Leistung? Wurdest du für gute Leistungen belohnt und für schlechte bestraft?
- Wie viel Selbstwertbestätigung erhältst du durch deinen Beruf?

Kontakt/Tradition

- Hältst du dich für kontaktfreudig?
- Wie fühlst du dich in Gesellschaft/unter vielen Menschen?
- Welche Bedeutung haben Familie, Bekannte und Freunde in deinem Leben?
- Legten deine Eltern viel Wert auf gutes Benehmen und Höflichkeit?
- Wie sind deine Beziehungen und die deines Partners zu deinen Eltern, Geschwistern und Schwiegereltern?
- Nimmst du besonders viel Rücksicht auf das, was „die Leute“ sagen oder denken (könnten)?

Zukunft/Fantasie

- Wie viel Raum nimmt Fantasie bei dir ein (z.B. malen, nachdenken über das Leben, Musik)?
- Hältst du dich für optimistisch?
- Hängst du gerne der Vergangenheit nach? Befasst du dich mit der Zukunft?
- Welche Beziehung hast du zu Musik, Kunst und Literatur?
- Befasst du dich mit Fragen nach einem Leben nach dem Tod, einem Sinn des Seins? Welche Bedeutung haben diese Fragen für dich?
- Was war das Lebensziel deiner Eltern? Was ist dein Lebensziel?
- Welche Erfahrungen hast du als Kind mit religiösen und politisch-weltanschaulichen Ereignissen gemacht? Welchen Einfluss haben diese Konzepte für die Erziehung deiner Kinder, deine Partnerwahl und deine Beziehungen zu Mitmenschen?

Fluchtreaktionen: Was passiert, wenn wir aus der Balance geraten

> *Gesund ist nicht derjenige, der keine Probleme hat, sondern derjenige, der mit den Überraschungen umzugehen weiß.*
> (Orientalische Lebensweisheit)

Nach dem Verständnis der Positiven Psychotherapie ist die Gesundheit des Menschen nicht etwa abhängig davon, überhaupt keine Konflikte zu haben, sondern wie man mit den auftretenden Konflikten umgeht. Die vier Bereiche des Balance-Modells kann man sich dazu als einen Reiter vorstellen, der motiviert (Leistung) einem Ziel zustrebt (Fantasie). Er benötigt dazu ein gutes Pferd (Körper) und für den Fall, dass dieses ihn einmal abwerfen sollte, Helfer (Kontakt), die ihn zurück in den Sattel setzen. Entsprechend wird in einer Therapie nicht nur der problembeladene Bereich berücksichtigt, sondern alle vier Lebensbereiche.

Wenn wir ein Problem haben, uns ärgern, uns belastet oder unverstanden fühlen oder in unserem Leben keinen Sinn sehen, können wir diese Herausforderungen in den vier Bereichen des Balance-Modells (den vier Formen der Konfliktverarbeitung) zum Ausdruck bringen. Natürlich reagieren Menschen oberflächlich gesehen sehr unterschiedlich auf Konflikte. Einen großen Einfluss haben dabei Reaktionsmuster, die der Einzelne zu Hause gesehen und gelernt hat, sowie die kulturelle Prägung. Doch trotz aller sozialen und kulturellen Unterschiede und der Einzigartigkeit jedes Menschen kann man beobachten, dass alle Menschen bei der Bewältigung ihrer Probleme auf typische Formen der Konfliktverarbeitung zurückgreifen. So flieht man vor unbewussten oder unlösbar erscheinenden Konflikten entweder in die Überkompensation oder Dekompensation eines Bereiches. Das bedeutet, der Mensch flieht in

- die Krankheit oder in exzessive Körperertüchtigungen (Bereich „Körper“),
- die Leistung oder Leistungsverweigerung (Bereich „Leistung“),
- die Einsamkeit oder extreme Geselligkeit (Bereich „Kontakt“) oder
- die Welt der Fantasie beziehungsweise in Hoffnungslosigkeit oder eine Glaubenskrise (Bereich „Fantasie“).

Im Folgenden wird anhand der vier Bereiche beschrieben, wie sich diese Fluchtreaktionen konkret zeigen können:

Körper/Sinne

Schlafstörungen, exzessiver Sport, Fresssucht, Magersucht, Störung der Sexualität, hypochondrische Ängste, Schweißausbrüche, Herzrasen, Durchfall, Blutdruckanstieg, Pupillenerweiterung.

Leistung/Verstand
Versagensängste, Selbstwertprobleme, Überforderung, Konzentrationsstörung, Symptome der Rentenneurose, Apathie, Entlastungsdepression, Faulheit, geringe Belastbarkeit, verminderte Konzentration, Arbeitssucht („Work-Aholicism").

Kontakt/Tradition
Flucht in die Einsamkeit, Distanzierung von Mitmenschen/Geselligkeit mit dem Ziel, in der Geborgenheit die Probleme zu entschärfen, soziale Ängste, Kontaktangst, unbewusstes Anklammerungsbedürfnis, Einsamkeit, Isolation, übertriebene Bindungen oder komplette Bindungslosigkeit.

Fantasie/Zukunft
Existenzielle Ängste, Einheitsverlust, Zwangsdenken, Angstpsychose, Ungewissheit, Glaubenskrise, Hoffnungslosigkeit, Resignation, Ratlosigkeit, stoffliche und andere Süchte (Sexsucht, Spielsucht, Mediensucht).

Wenn in der Positiven Psychotherapie von einer Balance zwischen den vier Bereichen gesprochen wird, bedeutet dies natürlich nicht eine rigide 25-prozentige Aufteilung der Stunden des Tages, um sich den Bereichen zu widmen. So entfällt in der Regel mehr von unserer Zeit auf Schlaf und Arbeit, als wir für Sport und Freizeitaktivitäten aufbringen können. Hinzu kommt, dass unser Handeln sich nicht immer nur genau einem Bereich zuordnen lässt. Zum Beispiel kann das Lernen im Studium als Teil des Bereichs „Leistung" gesehen werden oder/und als Investition in Zukunft bei „Fantasie/Zukunft".

Einige Menschen sind zwar ausgeglichen in Bezug auf die Balance aller vier Bereiche, jedoch ist das Maß verstärkt und die

Dosierung schädlich. Das bedeutet, es liegt eine Hypertrophie aller Bereiche vor. Immer wieder kommt die Frage: Ist es möglich, mehr als 100 Prozent Lebensenergie auszulasten? Ja, das ist möglich und keineswegs weniger schädlich als eine einseitige Verschiebung. Es hilft, wenn man sich vorstellt, dass wir eine bestimmte Menge an „Lebensenergie" in unserem Leben haben. Ist die derzeitige Dosierung zu hoch eingestellt, ist die Lebensenergie verfrüht aufgebraucht. Das Resultat einer erhöhten Dosierung ist nicht zwangsläufig zum gegenwärtigen Zeitpunkt zu erkennen, aber häufiger sind die Kosten später in erhöhtem Maße aufzubringen. Wenn wir ein Handy haben und dieses den ganzen Tag benutzen, wird der Akku verfrüht zu Ende gehen. Im aktuellen Moment jedoch wird der vermehrte Verbrauch noch nicht wirklich ernst genommen. Zwar wird bei einer Hypertrophie aller Bereiche kein Bereich vernachlässigt, aber auf lange Sicht kann dies bestimmend für Überforderung und körperliches Ermüden sein. Interessanterweise sind es häufig die Talente, die die Verschiebung in der Dosis bewirken. Wenn jemand zum Beispiel die besondere Fähigkeit besitzt, in seinen Vorträgen ein Publikum für sich zu gewinnen, wird er immer häufiger für Vorträge eingeladen. Besäße er diese Gabe nicht, würde man ihn nicht einladen. Nach dem Prinzip: Eine Peperoni gibt dem Essen eine gute Schärfe, zehn machen es ungenießbar, ist es also wichtig, dass wir auch unsere eigene „Dosierung" analysieren.

Mit dem Koordinatenkreuz auf Seite 110 kannst du deinen Balance-Zustand verbildlichen. Anhand deiner Antworten aus dem Fragenkatalog (Seite 104) kannst du deinen derzeitigen Ist-Zustand in den verschiedenen Bereichen eintragen. Zeichne dann in einer anderen Farbe ein, wie dein idealer Soll-Zustand in den Lebensbereichen aussähe. Wie ist deine Energie dosiert? Bist du in den Bereichen ausbalanciert oder entdeckst du eine sich anbahnende Überforderung in einem Bereich?

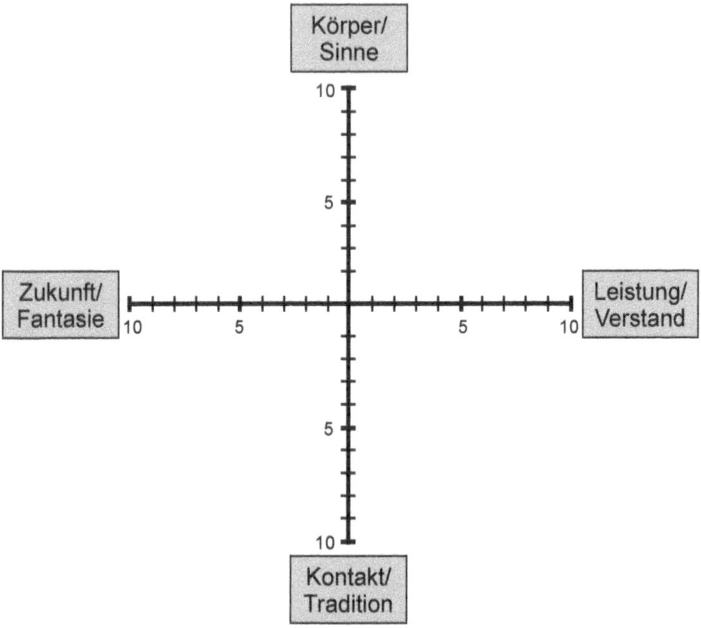

Mein Balance-Modell: Ist-Zustand vs. Soll-Zustand

Veränderung ist ein lebenslanger Prozess. Ein Ungleichgewicht zwischen den Lebensbereichen schleicht sich häufig langsam über einen langen Zeitraum ein – und es braucht Geduld, es wieder auszugleichen. Dieser Prozess wird in der Psychotherapie beschrieben mit einer Phase der Distanzierung (man tritt einen Schritt zurück und betrachtet den Konflikt möglichst neutral und nicht von Emotion bestimmt) sowie einer anschließenden Phase der schrittweise Annäherung und Veränderung (kleine Anpassungen im Alltag, keine drastische Gesamtumstellung).

Wie erwähnt betrachtet die PPT alle Lebensbereiche, sodass sich zu Beginn des Veränderungsprozesses drei Fragen stellen: Mit welchem Bereich möchte ich anfangen? Was möchte ich in diesem Bereich verändern? Wie genau setze ich es um?

Wenn du eine einseitige Verschiebung in den Bereich der Leistung beobachtest (als Student sitzt du nur noch über deinen Büchern, triffst kaum noch Freunde und hast auch deinen Sport vernachlässigt), kannst du so vorgehen: Du entscheidest, deinen Veränderungsprozess mit dem Bereich „Körper" zu beginnen, und entwirfst einen Plan („Ich werde Mittwoch- und Samstagmorgens jeweils eine halbe Stunde joggen."). Plane so konkret wie möglich, denn je offener du einen Vorsatz formulierst, umso schwieriger ist sdie Umsetzung. Diese kleine Umstellung wird in den folgenden Wochen zu einer gefestigten Gewohnheit werden. Du hast eine erste Veränderung in der Balance deiner Lebensbereiche erreicht. Erst dann widmest du dich dem nächsten Bereich. Zum Beispiel nimmst du dir für „Kontakt" vor, an zwei Tagen der Woche gemeinsam mit einem Kommilitonen in der Mensa zu essen. Hat sich das etabliert, beschließt du für den Bereich „Leistung", dir beim Lernen weniger Druck zu machen, indem du dich nicht zwingst, ein bestimmtes Pensum durchzuboxen, und dich stattdessen auf den Prozess fokussiert. Zuletzt planst du für den Bereich „Fantasie" die Teilnahme an einem Fotokurs, bei dem an vier Wochenenden Exkursionen unternommen werden. Nur die anderen Bereiche „Kontakt", „Körper" und „Fantasie" zu verändern, würde zwar eine Verschiebung und Intensitätsveränderung vornehmen, jedoch nicht das eigentliche Problem der Hypertrophie des Leistungsbereiches anfechten. Wie du ein Ungleichgewicht noch ausgleichst, zeigt dir die dritte Säule der Positiven Psychotherapie, das Fünf-Stufen-Modell der Konfliktbewältigung.

Fünf-Stufen-Modell der Konfliktbewältigung

Die dritte Säule der Positiven Psychotherapie, das Fünf-Stufen-Modell der Konfliktbewältigung, befasst sich mit den innewohnenden Konflikten des Menschen und den therapeutischen

Möglichkeiten der Bewusstwerdung und Veränderung. Innere Konflikte sind nicht nur Ursache zwischenmenschlicher Auseinandersetzungen, sondern maskieren sich häufig auch als körperliche Symptome. Egal auf welche Art und Weise sie sich zeigen, sie wollen ins Bewusstsein dringen und sie lassen sich nicht „abstellen".

Konflikt – Die Inkompatibilität der inneren und äußeren Wertevorstellung

Bei der Konfliktbewältigung differenziert die Positive Psychotherapie grundsätzlich zwischen dem Inhalt eines Konflikts und der Interpretation eines Konflikts. Außerdem beschreibt sie drei Arten von Konflikten, die in unterschiedlichen Lebenssituationen ihren Ursprung nehmen: Aktualkonflikt, Grundkonflikt und Innerer Konflikt. Sehen wir uns die drei an einem Beispiel an.

Der Aktualkonflikt

> *Die Mammutbäume, die Riesen des Waldes, überleben Generationen von Menschen. Kein Sturm, kein Hagel, kein Blitzschlag kann ihnen etwas anhaben. Ja, selbst Feuer und Erdbeben haben sie überstanden. Sie stehen Jahr um Jahr, Jahrzehnt um Jahrzehnt, ganze Jahrhunderte und trotzen den Unbilden der Natur in ihrer mächtigen Gestalt. Es scheint, als könne nichts diese Giganten zu Fall bringen. Doch es gibt kleine, winzige Insekten, die Termiten, die kommen und beginnen, den Baum mit winzigen Bissen nach und nach zu zerfressen. Und schließlich schaffen diese vielen kleinen Winzlinge das, was keine Naturkatastrophe vermag: Sie bringen den Riesen zu Fall.*[67]

Der Aktualkonflikt repräsentiert, wie der Name schon sagt, den im Augenblick gegebenen Konflikt, der aufgrund einer überlastenden Situation entstanden ist. Äußere Ereignisse („Lifeevents" wie berufliche Veränderung, Todesfall, Umzug) und

Mikrotraumen (zum Beispiel wiederholte Kränkung durch Unpünktlichkeit/Unzuverlässigkeit/Ungerechtigkeit des Partners) treffen einen Menschen, der mit individuellen körperlichen, psychischen, sozialen und geistigen Fähigkeiten zur Verarbeitung dieser Belastung ausgestattet ist. Ursächlich ist also nicht eine einmalige heftige Stresssituation (Makrotrauma), sondern über lange Zeit „angehäufte" Mikrotraumen, die immer wieder zu persönlicher Kränkung führen.

Während ein Makrotrauma uns trifft wie ein K.-o.-Schlag einen Boxer, sind Mikrotraumen Schläge, die wir zwar spüren, die uns aber nicht gleich außer Gefecht setzen. Sie treffen uns fortwährend in der Erziehung (zum Beispiel als Forderungen der Eltern nach Leistung, Ordnung, Pünktlichkeit), in der partnerschaftlichen Beziehung, aber auch im Beruf. Schmerzhaft sind sie vor allem dann, wenn sie wie bei Ana an Liebe gekoppelt sind („Für die Liebe meiner Eltern muss ich Leistung erbringen."). Diese Verbindungen bleiben uns bis ins Erwachsenenalter erhalten – auch wenn sie gar nicht der Realität entsprechen. Unter bestimmten Umständen sammeln sich diese „Kleinigkeiten" an und potenzieren sich, bis ein unterschwelliger Konflikt akut wird und Störungen entstehen. Wie bei Wasser, das langsam erhitzt wird, köcheln sie dazu aber einige Zeit vor sich hin.

Der Aktualkonflikt ist wie die Spitze eines Eisbergs, der unsichtbare Fuß des Bergs entsteht über lange Zeiträume, meist durch die Diskrepanz zwischen Erwartungen an eine andere Person oder sich selbst und der Realität des Handelns. Der Umgang mit dem Aktualkonflikt wird von den Aktualfähigkeiten bestimmt (siehe Seite 96).

Michael wünscht sich mehr gemeinsame Zeit mit seiner Freundin Anna und plant dazu immer wieder Aktivitäten. Doch Anna sagt oft kurzfristig ab. Da er die wiederkehrende Enttäuschung als Zeichen mangelnder Liebe empfindet, macht Michael Anna Vorwürfe und es gibt Streit. Wie sich ein Aktualkonflikt äußert, ist von Person zu Person unterschiedlich. Teils wird er nach außen getragen wie bei Michael, teils nach innen, wo er sich in körperlichen Symptomen manifestiert. Da wir uns häufig der Verknüpfung gar nicht bewusst sind, fällt es uns schwer, einen Konflikt als Ursache eines Symptoms zu erkennen. Es entwickeln sich kumulativ Konfliktdispositionen, das heißt es besteht eine höhere Vulnerabilität für Konflikte in diesem Bereich. Da wir uns häufig weder der körperlichen Verknüpfung bewusst sind noch glauben, dass solche „Kleinigkeiten" in uns körperliche Symptome hervorrufen könnten, verbalisieren psychosomatische Patienten vermehrt die somatische Seite. Was hinter den Schmerzen steht, wird meist nicht in Frage gestellt.

Leidet ein Mensch unter einer psychischen Störung, meinen wir in der Regel, dass dies einen Auslöser haben müsse, ein erschütterndes, schreckliches Erlebnis. Liegt aber kein solches Trauma vor, wird man schnell als „eingebildeter Kranker" abgestempelt. Wir suchen nach posttraumatischen Erlebnissen, sogenannten Makrotraumen, denn wir folgen der Annahme, dass nur diese erklären könnten, weshalb unser Körper in diesem Ausmaße reagiert bzw. weshalb unsere Persönlichkeit so sensibilisiert ist für bestimmte Konflikte. Am Fallbeispiel von Michael zeigt sich, dass nicht nur ein großes Trauma, sondern auch Mikrotraumen auf unsere Psyche und damit unser Befinden wirken. Vergleichbar ist das mit einem Beispiel aus der Neurologie, das zeigt: Für einen Boxer sind wiederholte Kopftreffer oft verheerender als ein K.-o.-Schlag.

Da Aktualfähigkeiten individuell immer verschieden ausgeprägt sind, reagieren wir auch unterschiedlich stressempfindlich oder stressresistent. Ein Mensch, den die Unpünktlichkeit seines Partners in den Wahnsinn treibt und der sehr sensibel darauf reagiert, kann in Bezug auf andere Aktualfähigkeiten (Sparsamkeit, Höflichkeit und Treue) erstaunlich stresstolerant sein. Für Michael ist Zuverlässigkeit von großer Bedeutung: Nicht nur Annas Absagen von Verabredungen, auch eine kleine Verspätung von fünf Minuten (eine vermeintliche Kleinigkeit) machen ihn wütend. Die Diskrepanz zweier Partner in der Einstufung der Bedeutung eines Problems führt daher häufig zu Konflikten. Aus seiner Erziehung verkoppelt Michael Zuverlässigkeit/Pünktlichkeit mit Liebe, für Anna ist nicht nachvollziehbar, wieso Michael eine kleine Verspätung so aufbläst. Ein grundlegendes Problem der Mikrotraumen sind ihre scheinbare Geringfügigkeit.

Der Aktualkonflikt findet bewusst statt, die auslösende/belastende Situation kann in der Regel benannt werden („Es ärgert mich, dass du dir keine Zeit für mich nimmst!"). Hingegen kann die Ursache („Warum ärgert mich das?") in der Regel nicht so leicht benannt werden. Das führt uns zur nächsten Konfliktart.

Der Grundkonflikt

Beim Grundkonflikt handelt es sich um einen präexistierenden Konflikt aus der Kindheit. Er entsteht aus einer Diskrepanz zwischen den Wünschen und Bedürfnissen des Kindes und deren Erfüllung durch die Bezugspersonen (z.B. die Eltern). Der Grundkonflikt kann somit als eine frühkindliche Verletzung unerfüllter Grundbedürfnisse (z.B. nach Nähe, nach Geborgenheit) beschrieben werden, aus welcher eine Vulnerabilität fürs weitere Leben hervorgeht, die in aktuellen Situationen immer wieder in Erscheinung tritt – im Aktualkonflikt.

Der Grundkonflikt wird nicht durch ein einzelnes Ereignis ausgelöst, in ihn fließen alle unsere Erlebnisse ein, die wir in der Kindheit bei der Ausprägung unserer Aktualfähigkeiten machen. Somit ist er federführend in der Entwicklung der Persönlichkeit (in den vier Lebensbereichen) sowie der Beziehungsfähigkeit.

In Annas Elternhaus lautete das Motto: Erst die Arbeit, dann das Vergnügen. Sie wurde für guten Noten und harte Arbeit belohnt, bei schlechten Noten reagierten ihre Eltern tief enttäuscht. Anna lernte aktiv: „Für die Liebe meiner Eltern muss ich Leistung erbringen", und reaktiv: „Wenn jemand Leistung für mich erbringt, fühle ich mich geliebt." Als erwachsene Frau lebt Anna weiter nach diesem Muster: Sie ist leistungsorientiert und macht Überstunden, um etwas abzuschließen, ehe sie sich Zeit zum Entspannen zugesteht. Die Gleichstellung von Liebe und Leistung ist derart tief in ihr verwurzelt, dass diese nun ein Normwert für ihr Leben darstellt. Immer wieder gerät sie deshalb in Streitigkeiten mit Michael, wenn sie ihn versetzt, weil sie Arbeit nicht liegen lassen möchte. Entspricht sie Michaels Wunsch, vermeidet sie zwar den Aktualkonflikt mit ihm, aber sie kann nicht entspannen, weil nun ihr Grundkonflikt („Erst die Arbeit, dann das Vergnügen") in ihr tobt.

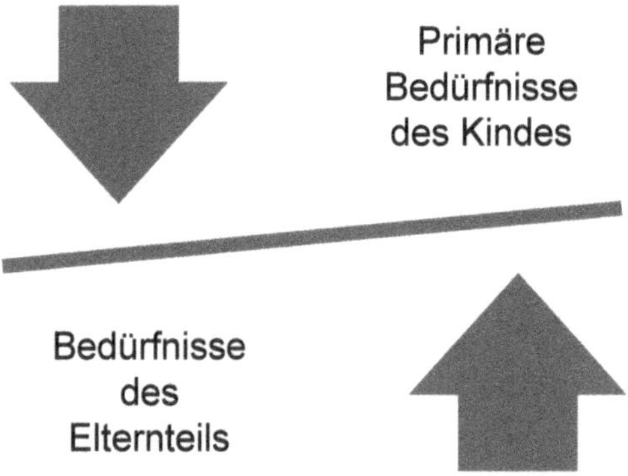

Der innere Konflikt

Der Innere Konflikt entsteht aus der Spannung zwischen Aktual- und Grundkonflikt und findet unterbewusst statt. Bei Anna gründet der innere Konflikt in dem Spagat, den sie machen muss zwischen Michaels Wunsch nach mehr gemeinsamer Zeit einerseits und der Erledigung ihrer Arbeit andererseits. Gibt sie Michael nach, wird es keinen Streit mit ihm geben (es geht ihr im Aktualkonflikt besser) – gleichzeitig ist sie dann aber innerlich unruhig, weil ihre Arbeit liegen bleibt (es geht ihr in ihrem Grundkonflikt schlechter). Umgekehrt wird eine Verbesserung beim Grundkonflikt (sie arbeitet weiter) zu einer Verschlechterung beim Aktualkonflikt (Michael ist enttäuscht) führen.

Für Anna fühlt sich diese Spannung an wie eine echte Gefahrensituation. Im Kampf zwischen ihren Wünschen und Bedürfnissen (primäre Fähigkeiten) und den sozialen Erwartungen (sekundäre Fähigkeiten) kann es keinen Gewinner geben. Das Streiten und Diskutieren mit Michael (sie könnte aber genauso mit Rückzug reagieren) ist für sie ein Weg, ihre Bedürfnisse zu verteidigen, löst aber nicht ihren Inneren Konflikt. Egal wie sie reagiert, sie kann es nicht gleichzeitig sich selbst und Michael recht machen.

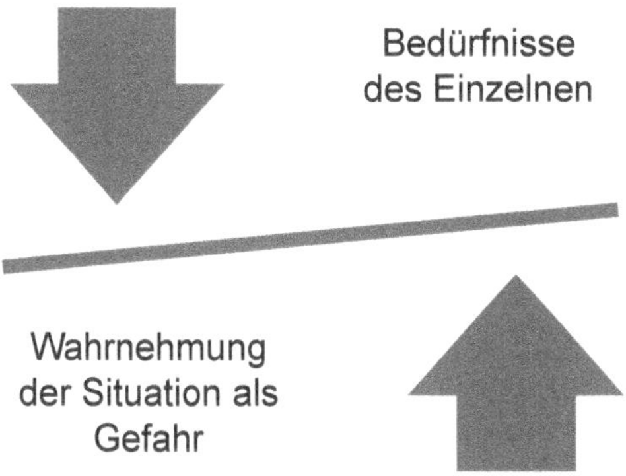

Wenn man die Sozialisationsnormen betrachtet, innerhalb derer eine Person aufgewachsen ist, erkennt man, wieso jemand sich auf eine bestimmte Art und Weise verhält und welche primären und sekundären Fähigkeiten dieses Verhalten leiten. Die Motivation hinter den Handlungen des Einzelnen, die häufig dem Betroffenen und dem Umfeld nicht bewusst ist, wird dadurch sichtbar.

Ob ein Konflikt nach außen getragen wird (zum Beispiel durch Wut) oder innen (zum Beispiel Bauchweh, Kopfweh, Verspannungsschmerzen), ist persönlichkeitsbedingt. In beiden Fällen gilt: Ein Konflikt gedeiht besonders gut, wenn er auf fruchtbaren Boden fällt, also in einer Lebensphase, die sowieso schon von Unsicherheit geprägt ist, oder nah an einem „wunden Punkt“ Wurzeln schlägt. Stressoren und Ereignisse sind in der Regel „wertneutral“ (siehe das Beispiel „Stau“, Seite 52) und werden erst von uns subjektiv bewertet und mit einer Bedeutung belegt. Eine Frage wie „Hast du zugenommen?“ wird bei einer Person, die mit ihrem Aussehen und Gewicht zufrieden ist, kaum eine Emotion auslösen. Wohingegen eine Person, die immer mit ihrem Gewicht kämpft, zutiefst verletzt mit Scham, Traurigkeit oder Aggression gegen sich selbst reagieren kann. Die subjektive Deutung (Konfliktinterpretation) eines wertneutralen Ereignisses (Konfliktinhalt) entscheidet, ob ein Aktualkonflikt entsteht und ein bestehender Grundkonflikt reaktiviert wird – und sich wie Yin und Yang aneinanderlegen zu einem perfekten Kreis, einem inneren Konflikt.

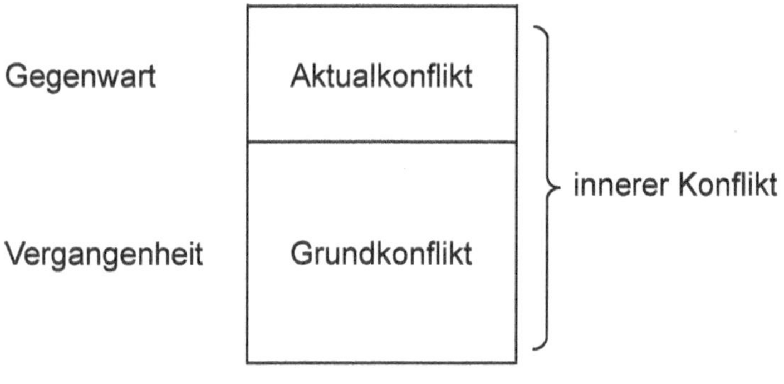

Es ist wichtig, an dieser Stelle zu betonen, dass eine starke Reaktion auf bestimmte Mikrotraumen (Anna sagt Michael wieder ab, weil sie arbeiten muss) keineswegs eine generalisierte Bereitschaft zur Konfliktdispositionen bedeuten. Jeder von uns hat wunde Punkte – aber gleichzeitig haben wir alle auch Bereiche, in denen wir widerstandsfähig sind. Vielleicht fällt es uns auch leichter, mit uns und anderen etwas nachsichtiger zu sein, wenn wir im Hinterkopf behalten, dass bei einer scheinbar „überzogenen“ Reaktion ein Grundkonflikt aus der Kindheit seinen Beitrag leistet.

Schlüsselkonflikt

Ein älteres Ehepaar feierte nach langen Ehejahren das Fest der Goldenen Hochzeit. Beim gemeinsamen Frühstück dachte die Frau: „Seit fünfzig Jahren habe ich immer auf meinen Mann Rücksicht genommen und ihm immer das knusprige Oberteil des Brötchens gegeben. Heute will ich mir endlich diese Delikatesse gönnen.“ Sie schmierte sich das Oberteil des Brötchens und gab den anderen Teil ihrem Mann. Entgegen ihrer Erwartung war dieser hocherfreut, küsste ihre Hand und sagte: „Mein Liebling, du bereitest mir die größte Freude des Tages. Über 50 Jahre habe ich das Brötchenunterteil nicht mehr gegessen, das ich vom Brötchen am allerliebsten mag. Ich dachte mir immer, du solltest es haben, weil es dir so gut schmeckt.“[68]

Der schmale Grat zwischen Ehrlichkeit und Höflichkeit – auf ihm ist jeder von uns schon dutzende Male balanciert. Dabei müssen wir uns entscheiden zwischen Eigen- und Fremdinteresse und weder das eine noch das andere scheint uns richtig. Ehrliche Menschen tendieren weniger zu inneren Konflikten, geraten dafür jedoch häufiger in Auseinandersetzungen mit ihrem Umfeld (äußere Konflikte). Besonders höfliche Menschen haben umgekehrt kaum äußere, dafür häufig innere Konflikte. In der Positiven Psychotherapie gilt der Ehrlichkeits-Höflichkeits-Konflikt als Schlüsselkonflikt, weil er als Schaltstelle über die weitere Konfliktverarbeitung entscheidet. Manchmal ist dieser Prozess nach außen sichtbar, manchmal ist er verborgen.

Es überrascht nicht, dass psychosomatische Patienten meist sehr entgegenkommend und diplomatisch sind. Weil sie von ihrer Persönlichkeitsstruktur her nicht dafür ausgestattet sind, ihre „Konfliktenergie“ wie ein aktiver Vulkan immer wieder anhand kleinerer Eruption nach außen zu entladen, schwelt die Lava in ihnen weiter und greift irgendwann ihren Körper an oder entlädt sich auf einmal mit zerstörerischer Kraft. Es soll hier nicht Werbung für undifferenziertes, aggressives Verhalten als gesundheitsförderndes Mittel gemacht werden. Vielmehr soll die Gefährlichkeit ständiger Impulsunterdrückung gezeigt werden.

Fünf Stufen zur Konfliktlösung

Wenden wir uns einem Lösungsansatz zu, der zur Bewältigung verschiedenster Konflikte (Grund-, Aktual-, innerer Konflikt) eingesetzt werden kann: der dritten Säule der Positiven Psychotherapie, dem Fünf-Stufen-Modell. Es wird in der therapeutischen Behandlung und zur Selbsthilfe angewendet. Dabei werden vergangene Erfahrungen und ihre Implikationen für die Gegenwart betrachtet, um nachhaltige Lösungen in der Zukunft umzusetzen. Der Patient nimmt dabei eine aktive Rolle für den Genesungsprozess ein.

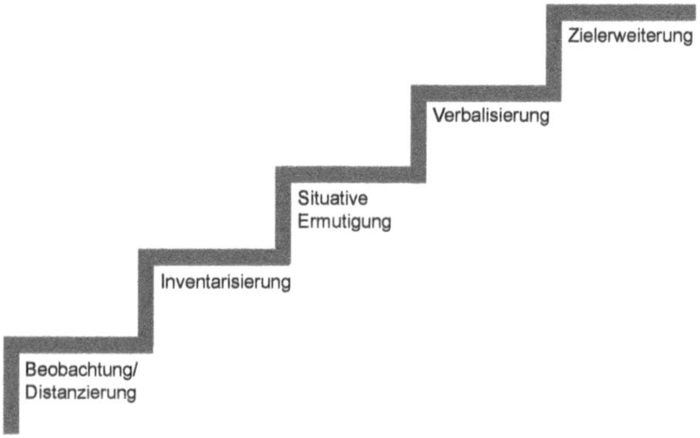

Stufe 1: Beobachtung/Distanzierung
Die betroffene Person unternimmt mit Blick auf ihren Konflikt (das kann ein zwischenmenschliches Problem oder auch eine chronische Krankheit sein) einen Perspektivenwechsel. Sie löst sich von ihren Emotionen und Ängsten und wird vom „Objekt“ zum Betrachter.

Der Therapeut stellt Fragen wie:

- Worüber ärgern Sie sich?
- Wem gegenüber fühlen Sie sich verärgert oder erfreut?
- Wie reagieren Sie, wenn Sie verärgert sind?
- Welche „Symptomatik" weisen Sie auf?
- Wie beeinflusst es Ihre Produktivität, Ihren Körper, Ihre Beziehungen oder Ihre Gedanken?

Es geht auf dieser Stufe nicht um Veränderung von Situationen oder deren Verbalisierung, sondern lediglich um die Beobachtung des Ist-Zustands. Welche „Trigger" verschiedener Normen (Gerechtigkeit, Vertrauen, Liebe etc.) liegen vor? In welche der vier Bereiche des Balance-Modells „flüchtet" die Person während der Konfliktsituation, welche werden vernachlässigt?

Stufe 2: Inventarisierung

Auf der Stufe der Inventarisierung wird die Frage nach dem Konfliktbeginn (oder erstmaligen Symptombeginn) gestellt. Da innere Konflikte nicht von heute auf morgen entstehen (siehe Mikrotraumen), liegt das Hauptaugenmerk auf der Vergangenheit und der Betrachtung alter Verhaltensmuster und Gedanken aus der Kindheit. Ein Mittel ist, die Person zentrale soziale Beziehungen mit sogenannter Vorbilddimension umschreiben zu lassen:

- Beziehung zu den Bezugspersonen (Eltern) und Geschwistern
- Beziehung der Eltern untereinander
- Beziehung der Eltern zur sozialen Umwelt
- Beziehung der Eltern zur Religion/Weltanschauung

Diese Vorbilddimensionen aus der Vergangenheit wirken auf die aktuellen Beziehungen eines Menschen. Übernommen werden sowohl die Erfahrungen, die man mit den Bezugspersonen (Eltern) machen konnte, als auch die Vorbilder, die sie repräsentierten. Aktualfähigkeiten lassen sich durch die Beziehung zu den Eltern beeinflussen und bestimmen das Maß der Entwicklung bestimmter Grundfähigkeiten. Um die primären Beziehungen des Individuums zu untersuchen, stellt der Therapeut Fragen wie:

- Wie haben Ihre Eltern oder Geschwister Sie behandelt?
- Welchen Stellenwert hatte Ehrlichkeit in Ihrer Familie?
- Welchen Stellenwert hatte Höflichkeit?
- Wie haben Ihre Eltern sich gegenseitig behandelt?
- Wie war die Beziehung der Eltern zur Gesellschaft?
- War diese geprägt von Ehrlichkeit oder mehr Höflichkeit?
- Welche Normen (Kontakt, Liebe, Vertrauen, Zeit …) waren besonders ausgeprägt in Ihrer Familie?

Der Blick in die Vergangenheit hilft der betroffenen Person, die Ausprägung ihrer Aktualfähigkeiten zu erkennen und zu verstehen. Welchen Einfluss hat ein Konflikt auf welche Lebensbereiche? Ist in der Partnerschaft beispielsweise Ordnung von großer Bedeutung für einen selbst, für den Partner jedoch von kleiner Bedeutung, kann es zu Auseinandersetzungen kommen. Sofern beide Partner den gleichen Anspruch haben, kommt es zu keinen Aktualkonflikten.

Die folgende Tabelle dient zur Selbstreflexion, um für sich festzustellen: In welchen sekundären Fähigkeiten findet sich eine Diskrepanz in meiner Beziehung zum Partner/Familienmitglied? In welchen Bereichen kommt es zu Konflikten?

Dazu bewertet man, wie bedeutsam (nicht wie „gut" in der Ausführung) die sekundären Fähigkeiten sind. Es ist hilfreich, wenn beide Personen in der Beziehung die Tabelle einzeln ausfüllen und dann gemeinsam die Eigen- und Fremdwahrnehmung überprüfen.

+++ sehr wichtig
++ wichtig
-- nicht wichtig
--- überhaupt nicht wichtig

Sekundäre Fähigkeit	Ich	Mein Gegenüber (PartnerIn, Familienmitglied, Kind)
Pünktlichkeit		
Sauberkeit		
Ordnung		
Treue		
Gerechtigkeit		
Fleiß		

Stufe 3: Situative Ermutigung
Auf der dritten Stufe werden die Vorteile, Funktionen und der versteckte Sinn eines Konflikts herauskristallisiert. Beispielsweise reißt bei Diskussionen der Geduldsstrang des einen Partners schnell und er wird laut. Man kann nun erkennen, dass die hohe Emotionalität auf einem ausgeprägten Gerechtigkeitssinn basiert. Der Partner fühlt sich nicht verstanden, sein Lautwerden ist der Wunsch, respektiert und anerkannt zu werden. Es geht also im Sinne der positiven Deutung um die Wertschätzung der bisher schon genutzten, vertrauten Konfliktlösungsstrategien in ihrer Sinnhaftigkeit für das Individuum.

Stufe 4: Verbalisierung
Um aus der Sprachlosigkeit des Konfliktes herauszukommen, wird schrittweise die Kommunikation mit dem Konfliktpartner geübt und Konfliktpunkte werden abgearbeitet. Man spricht hierbei sowohl über die angenehmen als auch die unangenehmen Eigenschaften und Erlebnisse. In dieser Phase werden die Aktualfähigkeiten und frühen Kindheitserfahrungen analysiert und ins Selbstbewusstsein gerufen. Es wird Bezug genommen auf die Übertragung von Wünschen, Erwartungen und Ängste, die in früheren Lebenssituationen erlebt worden sind und häufig einen schmerzhaften Inhalt verbergen.

In der Verbalisierungsphase ist die Zeit für ehrliche, offene Diskussionen gekommen, welche nur möglich sind, weil zuvor vorsichtige Beobachtung, Inventarisierung und situative Ermutigung stattgefunden haben. Probleme werden verbalisiert, konkretisiert und die Lösungswege in der Familie/Partnerschaft trainiert. Zum Beispiel beschäftigt man sich in einem partnerschaftlichen Konflikt mit konkreten Handlungsfragen: Welche Probleme werden in den nächsten Wochen angegangen? Welche Stärken sieht man im Handeln des Partners?

Stufe 5: Zielerweiterung
Die Zielerweiterungsstufe dient der Rückfallprävention und den Fähigkeiten der betroffenen Person für die Konfliktbewältigung in der Zukunft. Die Kernfrage auf der fünften Stufe lautet deshalb: Was werde ich tun, wenn ich dieses Problem nicht mehr habe? Man erweitert quasi das Gesichtsfeld und lernt, neue, bisher noch nicht erlebte Ziele anzusteuern.

Das Fünf-Stufen-Modell ist vielseitig einsetzbar: Es ist nicht nur ein Instrument der Konfliktbewältigung in zwischenmenschlichen Beziehungen, sondern kann genauso bei chronischen Erkrankungen eingesetzt werden. Im Folgenden wird das Fünf-Stufen-Modell beispielhaft für chronische Schmerzen durchlaufen. Die Fragen kann man selbstverständlich auch für andere Symptome formulieren und sich als Patient selbst stellen oder im Rahmen einer Therapie erarbeiten.

Stufe 1: Distanzierung

Wissen ist Macht. Sehen ist Allmacht.
(Nossrat Peseschkian)

Der Charakter des Schmerzes wird beobachtet und beschrieben. Es findet aber noch keine Bewertung statt. Manche Patienten führen hierzu ein Schmerztagebuch.

- Ist der Schmerz stechend, krampfend, pochend ...?
- Seit wann ist der Schmerz da?
- Ist der Schmerz immer da? Spüre ich ihn nur an Wochentagen oder auch am Wochenende? Spüre ich ihn nur, wenn ich alleine bin, oder auch in der Geselligkeit?
- Wie lange hält der Schmerz an?

Stufe 2: Inventarisierung

Wer fragt, der führt.

Der Schmerz wird nun zeitlich und biografisch eingeordnet.

- Wann ist der Schmerz zum ersten Mal aufgetaucht?
- Was sind die positiven und negativen Elemente des Schmerzes?
- Ist der Schmerz in einem bestimmten Zusammenhang/einer bestimmten Situation aufgetreten? Gibt es Trigger, die den Schmerz aktivieren? (Zum Beispiel Zeitdruck, Leistungsdruck oder zwischenmenschliche Konflikte. Bei der Beantwortung dieser Frage bitte alle vier Bereiche des Balance-Modells berücksichtigen.)

Stufe 3: Situative Ermutigung

Die Zunge hat keine Knochen, sie kann aber Knochen brechen.
(Russisches Sprichwort)

Jetzt wird auf die bisherigen Coping-Mechanismen im Umgang mit dem Schmerz eingegangen.

- Was habe ich bisher gemacht, wenn der Schmerz mich heimgesucht hat?
- Wie konnte ich für mich sorgen?
- In welchen der vier Bereiche (Körper/Sinne, Leistung/Verstand, Kontakt/Tradition, Zukunft/Fantasie) findet eine Veränderung statt, wenn der Schmerz präsent ist?
- Verändere ich mein Essverhalten? Schlafe ich mehr?
- Gönne ich mir in der Gegenwart der Schmerzen mehr Ruhe? Fordere ich weniger Leistung von mir selbst?
- Treffe ich Freunde, um mich von den Schmerzen abzulenken, oder ziehe ich mich zurück?
- Verändern die Schmerzen meine Zukunftsperspektive?
- Was habe ich durch den Schmerz bereits gelernt? Gab es auch positive Lektionen? Gelten diese Veränderungen nur in Gegenwart des Schmerzes oder auch wenn der Schmerz nicht präsent ist?

Auf dieser Stufe gibt sich häufig der Sinn des Schmerzes zu erkennen. Der Schmerz ist ein Signal des Körpers, das uns auffordert, auf uns zu achten. Wir können dabei auf unsere gesunden Anteile zurückgreifen und auf Erfolge bei früherer Konfliktverarbeitung.

Stufe 4: Verbalisierung

Reiberei erzeugt Wärme. Der Funke der Wahrheit entsteht beim Zusammenprall der Meinungen.
(Orientalische Weisheit)

Es erfolgt die Reflexion, wie effektiv die Maßnahmen zur Bewältigung der Schmerzen in der Vergangenheit waren:

- Wie sehr haben die bisherigen Coping-Mechanismen geholfen?
- Wieso ist der Schmerz trotz meines Bemühens (zum Beispiel ausruhen, moderat bewegen etc.) nicht weg?
- Wie hat sich der Schmerz auf die verschiedenen Bereiche meines Lebens (Körper/Sinne, Leistung/Verstand, Kontakt/Tradition, Zukunft/Fantasie) ausgewirkt?

Stufe 5: Zielerweiterung

Der Mensch schaut in die Zeit zurück und sieht, sein Unglück war sein Glück.
(Eugen Roth)

Es folgt die Zusammenfassung der bisherigen Schritte und Coping-Mechanismen zur Erweiterung und Umsetzung in der Zukunft.

- Was würde ich tun (mit meiner Zeit, meiner Energie ...), wenn der Schmerz nicht mehr da wäre?

Die Signale des Körpers

In der persischen Mystik wird von einem Wanderer erzählt, der mühselig auf einer scheinbar endlos langen Straße entlangzog. Er war über und über mit Lasten beladen. Ächzend und stöhnend bewegte er sich (...) vorwärts, beklagte sein hartes Schicksal und die Müdigkeit, die ihn quälte. Auf seinem Weg begegnete ihm in der glühenden Mittagshitze ein Bauer. Der fragte ihn: „Oh müder Wanderer, warum belastest Du Dich mit diesen Felsbrocken?" „Zu dumm", antwortete der Wanderer, „aber ich hatte sie bisher noch nicht bemerkt." Darauf warf er die Brocken weit weg und fühlte sich viel leichter. Wiederum kam ihm nach einer langen Wegstrecke ein Bauer entgegen, der sich erkundigte: „Sag, müder Wanderer, warum plagst Du Dich mit einem halbfaulen Kürbis auf dem Kopf und schleppst an Ketten so schwere Eisengewichte hinter Dir her?" Es antwortete der Wanderer: „Ich bin sehr froh, dass Du mich darauf aufmerksam machst; ich habe nicht gewusst, was ich mir damit antue." Er schüttelte die Ketten ab und zerschmetterte den Kürbis im Straßengraben. Wieder fühlte er sich leichter. Doch je weiter er ging, umso mehr begann er wieder zu leiden. Ein Bauer, der vom Feld kam, betrachtete den Wanderer erstaunt: „(...) Du trägst Sand in Deinem Rucksack, doch was Du in weiter Ferne siehst, ist mehr Sand, als Du jemals tragen könntest. Und wie groß ist Dein Wasserschlauch – als wolltest Du die Wüste Kawir durchwandern. Dabei fließt neben Dir ein klarer Fluss, der Deinen Weg noch weit begleiten wird!" „Danke Dir, Bauer, jetzt merke ich, was ich mit mir herumgeschleppt habe." Mit diesen Worten riss der Wanderer den Wasserschlauch (...) und füllte mit dem Sand aus dem Rucksack ein Schlagloch. Er blickte an sich herab, sah den schweren Mühlstein an seinem Hals und merkte plötzlich, dass der Stein es war, der ihn noch so gebückt gehen ließ. Er band ihn los und warf ihn, so weit er konnte Frei von seinen Lasten wanderte er durch die Abendkühle, eine Herberge zu finden.[69]

Die drei Kernkonflikte der Positiven Psychotherapie (Aktualkonflikt, Grundkonflikt und innerer Konflikt) verdeutlichen, dass Konflikte sich häufig schon frühzeitig ansiedeln und im Verlaufe des Lebens an Bedeutsamkeit zunehmen. Symptome kann man mit Blick auf Konflikte also als die kreative Leistung des Körpers sehen, den Menschen auf Spannungen innerhalb des Lebens aufmerksam zu machen. Diese Leistung können wir nun etwas genauer betrachten.

Keine Krankheit entsteht von heute auf morgen, man könnte vielmehr sagen, wir „brüten sie aus“. Ehe eine Krankheit richtig zum Ausbruch kommt, sendet unser Körper meist über einen längeren Zeitraum Warnsignale. Häufig gelingt es uns aber nicht, diese richtig zu interpretieren oder wir sind im Alltag so eingebunden, dass wir über sie hinweggehen. Unkenntnis, Gleichgültigkeit, aber auch mangelndes Einfühlungsvermögen in uns selbst lassen uns diese wichtigen Signale übersehen. Wir ähneln dem Wanderer in der Wüste, der sich seiner eigenen Last nicht bewusst ist. Eingebunden in unseren (stressigen) Alltag, sind wir sozusagen „betriebsblind“. Warum die Fähigkeit, die kleinen Hilferufe des Körpers zu hören, von so großer Bedeutung ist? – Weil Krankheiten, die im Frühstadium entdeckt werden, viel besser zu behandeln sind, und weil das rechtzeitige Erkennen den Ausbruch einer Krankheit sogar ganz verhindern könnte!

Körper und Psyche: Teamplayer oder Gegner?

Ein Tandem ist ein Rad für zwei Fahrer, die durch vereinte Kraftanstrengung schneller ans Ziel kommen, als wenn jeder allein auf einem normalen Fahrrad säße. Wie in diesem Bild können wir uns Körper und Psyche als zwei Fahrer auf einem Tandem vorstellen, wobei einer mehr lenkt und der andere mehr strampelt.

Und welcher der beiden möchte immer mehr erreichen, mehr Geschwindigkeit, immer höhere Berge erklimmen? Die Psyche! Sie bestimmt die Strecke, gibt den Takt vor und lenkt das Tandem.

Und wer ist die ausführende Kraft, der Antrieb des Gefährts? Das ist der Körper. Man kann sich leicht vorstellen, wie die Psyche am Lenker des Tandems immer schneller ans Ziel gelangen will, während dem Körper auf dem hinteren Platz erst der Schweiß ausbricht, er dann Kopfschmerzen bekommt und ihm die Muskeln vor Erschöpfung zittern. Aber die Psyche blickt nur nach vorne und bekommt diese Warnsignale ihres Tandempartners gar nicht mit. Wenn der Körper dann vollkommen erschöpft die Bremse zieht, wundert sich die Psyche, was jetzt wohl „plötzlich" los ist. Hätte der Körper nicht ein Zeichen geben können? Oder hat er das etwa getan?

Die Botschaft, die der Körper der Psyche übermitteln möchte, lautet: „Schalte einen Gang runter", „Atme mal tief durch", „Denk auch mal an mich". Anfangs meldet er sich noch zaghaft zu Wort (stille Signale), wird er jedoch nicht beachtet, greift er zu Maßnahmen, die nicht ignoriert werden können (laute Signale) und schreit „Stopp!".

Die stillen Signale

> *Kein Ton ist so leise, dass er nicht vernommen würde, und kein Ton so heimlich, dass er nicht offenbaren würde.*
> (Konfuzius)

Die stillen Signale des Körpers bemerken wir zwar, aber weil sie uns nicht vollkommen lahmlegen und oft auch wieder verschwinden, nehmen wir sie in der Regel nicht sehr ernst und gehen über sie hinweg, um weiter unseren alltäglichen Aufgaben nachzugehen. Dazu gehören Symptome wie

- Müdigkeit
- Leistungsabfall

- Schlafstörungen
- Magen-Darm-Beschwerden
- Schwindel
- Seh- und Hörstörungen

Die lauten Signale

Während die stillen Signale (oft Vorboten einer Krankheit) leicht zu überhören sind, rütteln uns die lauten Signale gnadenlos wach. Sie treten als akute Symptome in Erscheinung, die wir nicht ignorieren können. Häufig lässt sich der Ausbruch einer Krankheit jetzt jedoch nicht mehr verhindern. Laute Signale sind

- Schmerz
- Fieber
- Ohnmacht
- Krampfanfälle
- Tachykardie und Herzrhythmusstörungen
- Herzinfarkt
- Chronische Organbeschwerden

Natürlich gibt es Zeiten, in denen die Psyche den Körper zu Recht antreibt, stärker in die Pedale zu treten. Damit wir eine besondere Herausforderung bewältigen können, entsteht ein vorübergehendes Ungleichgewicht, das aber zu verkraften ist, wenn darauf eine Erholungsphase folgt (vergleiche Seite 49).

Leider sieht unsere Psyche oft keine Erholungsphasen mehr für uns vor. Und das ist kein Wunder, denn sie ist geprägt von den Idealen einer Wettbewerbs- und Leistungsgesellschaft. Immer mehr, immer besser, immer weiter, immer schneller – das ist ihr Programm. Was sie dabei gerne vergisst, ist, dass der Körper nicht über unbegrenzte Ressourcen verfügt und es für seine Gesunderhaltung notwendig ist, ein Gleichgewicht von Anstrengung und Erholung zu finden. So werden die Teamplayer Körper und Psyche zu Gegnern.

Der Körper lügt nicht

Ein Symptom ist eine Unterbrechung des reibungslosen „normalen“ Ablaufes der Körperfunktionen. Es lenkt alle Aufmerksamkeit und Energie auf sich. Eine solche Störung unseres Alltags empfangen wir meist nicht mit offenen Armen. Im Gegenteil! Wir unternehmen alles, um die Lautstärke der Störung herunterzudrehen und wenn möglich sogar ganz verstummen zu lassen. Nehmen wir den Bandscheibenvorfall zum Beispiel: Der normale Alltag ist plötzlich unmöglich. Sich morgens nur anzuziehen ist dann schon eine Herausforderung, ganz zu schweigen von Arbeit, egal, ob im Sitzen oder in Bewegung. Kleine Hausarbeiten erschöpfen einen, als wäre man gerade einen Marathon gelaufen. Wir wirken dem Störenfried entgegen mit allen Mitteln, die uns zur Verfügung stehen (Schmerzmittel, Spritzen, Pflaster, Tapes etc.), und erhoffen uns schnelle Linderung.

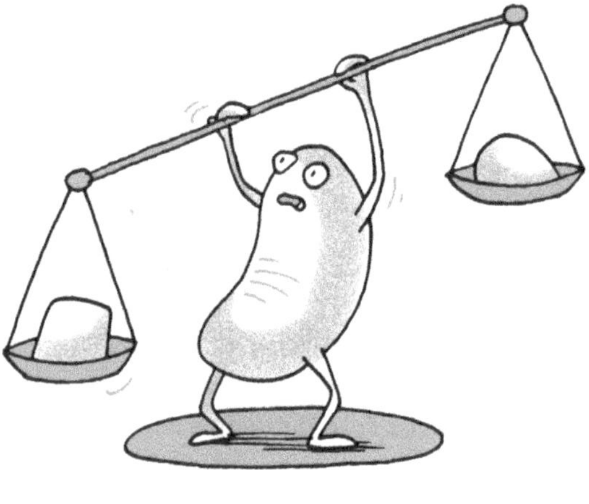

So verhalten wir uns meistens: Bei körperlichen Symptomen stellen wir zuallererst die Frage: „Was kann ich schlucken, damit es aufhört?“ Auf Ursachensuche („Was ist passiert, dass es überhaupt angefangen hat?“) geht man meist viel später oder gar nicht. Wir bekämpfen nur das Symptom – allerdings ist uns dabei meist nicht bewusst, dass das Symptom den Kampf schon gewonnen hat, denn in diesem Kampf geht es um Hinwendung und Aufmerksamkeit. Sobald wir das Symptom wahrnehmen, hat es sein Ziel erreicht. Nun wäre es an uns, dieses Signal zu entschlüsseln, anstatt es abzustellen. Dabei zeigt sich, dass wir die Sprache unseres Körpers kaum verstehen.

Zwischen dem Körper und seinem Menschen besteht oft eine erhebliche Sprachbarriere. Vielleicht schnappen wir ein einzelnes Wort auf, aber wir begreifen den größeren Zusammenhang nicht. In der Sprache des Körpers steht ein Symptom für die Botschaft: „Stopp! Wir befinden uns in einem gefährlichen Ungleichgewicht." Das begreifen wir noch – weil uns auch gar nichts anderes mehr übrig bleibt, wenn wir uns zum Beispiel vor Schmerz kaum mehr bewegen können – aber das Kleingedruckte übersteigt unseren Wortschatz. Was ist falsch gelaufen? Wie muss ich mein Verhalten ändern, um wieder in Balance zu kommen? Weil wir keine guten Zuhörer sind, kann der Körper kein Diplomat sein. Seine einzige Möglichkeit ist, uns mit harten Sanktionen so lange zuzusetzen, bis wir einsehen, dass das Symptom immer in einem größeren Zusammenhang steht. Aber wieso erkennen wir seine Botschaft nicht, wenn sie doch so deutlich ist? In gewisser Weise kann man postulieren, dass wir eine Haltung der selektiven Wahrnehmung unbewusst einnehmen, in der bestimmte Wirklichkeitsbereiche in den Hintergrund geraten. Doch nur weil bestimmte Bereiche unserer Wahrnehmung entfliehen, heißt es jedoch nicht, dass sie verschwinden. Genau wie bei kleinen Kindern, die meinen, wenn sie ihre eigenen Augen schließen und nichts mehr sehen, seien auch sie unsichtbar.

Die selektive Wahrnehmung mit ihrer Ausblendung anderer Geschehnisse zeigt auch das bekannte Gorilla-Experiment, bei dem den Probanden ein Filmausschnitt gezeigt wird, in dem sich sechs Spieler gegenseitig einen Basketball zuspielen. Drei Spieler tragen weiße, drei schwarze T-Shirts. Die Probanden sollen nun die Anzahl der geworfenen Pässe unter den weiß gekleideten Spielern zählen. Nach einiger Zeit läuft ein Mann in einem Gorillakostüm mitten durchs Bild – den die Mehrheit der Probanden nicht wahrnimmt.[70] Ihre Aufmerksamkeit war auf das Zählen der Pässe gerichtet. Dieses Konzept wird auch als „Unaufmerksamkeitsblindheit" bezeichnet. Wir müssen unsere Aufmerksamkeit also schulen, denn nur wenn wir einem Symptom lauschen und verstehen, was uns fehlt, können wir das Symptom überflüssig machen und gesund werden. Ein Blick darauf, wie wir auf Konflikte reagieren, kann dabei hilfreich sein.

Wie wir auf Konflikte reagieren

Konflikte sind häufig an der Entwicklung von körperlichen Symptomen und Krankheiten beteiligt (siehe Seite 119). Wenn ein Symptom uns also auf einen Grundkonflikt in uns selbst aufmerksam machen soll, stellt sich die Frage: „Wie gehe ich mit dieser Botschaft um?" Schauen wir uns also an, wie wir auf Konflikte reagieren und welche Möglichkeiten wir haben, mit statt gegen einen Konflikt zu arbeiten und dadurch unsere Gesundheit beziehungsweise Genesung positiv zu beeinflussen.

So unterschiedlich wie wir Menschen in unseren Gedanken und unserem Verhalten sind, so unterschiedlich sind wir auch in der Aufnahme und Verarbeitung von Konflikten. Freud bezeichnete bereits die vielzähligen verschiedenen Reaktionsmöglichkeiten auf innere Triebe und Konflikte als „Abwehrmechanismen". (Dazu gehören: Projektion, Sublimierung, Verschiebung, Rationalisierung etc.) Mein Großvater befasste sich jedoch besonders mit vier Coping-Strategien (Bewältigungsstrategien), die er besonders häufig bei seinen Patienten sah:

1. Konfliktverstärkung
2. Konfliktverneinung
3. Konfliktverschiebung
4. Konfliktverarbeitung

Zu welcher Strategie wir in Konfliktsituationen tendieren, wird durch unsere Erziehung, unser Umfeld und unsere Persönlichkeit maßgeblich beeinflusst. Bei Patienten mit chronischen Schmerzen zum Beispiel sieht sich der eine schon auf dem Sterbebett, der nächste spielt den Vogel Strauß und der dritte macht die Welt für sein Leid verantwortlich. Der vierte aber zeigt eine Reaktion, die man als „ganzheitlich" bezeichnen kann. Diese spielt in Bezug auf Genesung und Gesundheit eine entscheidende Rolle.

Konfliktverstärkung

Ein Mann bringt einen Freund zum Bahnhof. Sie sind spät dran und müssen rennen, um den Zug noch zu erreichen. Dieser steht bereits am Gleis und der Schaffner hat zur Abfahrt gepfiffen. In dem Trubel springt einer der zwei Freunde gerade noch in den Zug, der andere schafft es nicht mehr und bleibt am Bahnsteig stehen. Als der Zurückgebliebene anfängt laut zu lachen, sind die umstehenden Leute irritiert und fragen ihn: „Wieso lachst du?" Der Mann grinst und antwortet: „Ich wollte den Zug nehmen und jetzt ist mein Freund, der mich nur absetzen wollte, im Zug und ich bin hier".

Was ist passiert? Der begleitende Freund hat sich derartig mit dem „Konflikt" identifiziert, den Zug rechtzeitig erreichen zu müssen, dass er eingestiegen ist und vergaß, dass er seinen Freund nur absetzen wollte.

Entsprechend wird bei der Bewältigungsstrategie Konfliktverstärkung „die Mücke zum Elefanten": Ein leichter Schmerz löst zum Beispiel existenzielle Ängste aus, dass der Schmerz nie wieder nachlassen wird, dass er das Signal einer tödlichen Krankheit ist. Jedes kleine Anzeichen wird analysiert und zu einem ernsten Symptom klassifiziert. Ohne Frage ist es wichtig, die Alarmzeichen des Körpers zu erkennen und auf sie dementsprechend zu reagieren, aber in der Konfliktverstärkung wird dem Konflikt zu viel Stellenwert/Gewicht zugesprochen. Durch das ständige Fokussieren darauf, werden die Schmerzen nicht beseitigt, sondern im Gegenteil rücken sie in den Vordergrund des Geschehens (wie bei dem Porträtbild, siehe Seite 44). In chronischen Beschwerden nimmt das Symptom eine große Rolle in unserem Leben ein und häufig beginnen wir uns selbst mit den Schmerzen zu identifizieren. Doch sie sind ein Teil von uns, nicht andersherum. Wir sind nicht lediglich Patienten, sondern in erster Linie Menschen mit noch vielen anderen Eigenschaften. Die Krankheit ist lediglich ein Teil unseres Lebens und darf nicht zum Hauptdarsteller werden.

Konfliktverneinung

Eine Rednerin hält einen Vortrag. Sie fragt das Publikum: „Gibt es jemanden unter Ihnen, der meint, keine Probleme zu haben?" Es meldet sich ein junger Mann. Verunsichert, ob er die Frage falsch verstanden hat, spricht sie ihn an: „Vielleicht haben Sie mich missverstanden. Haben Sie wirklich keine Probleme?". Der Mann antwortet selbstbewusst: „Nein, ich habe keine Probleme." – „Gar keine Probleme? Auch nicht mit Ihrer Frau?", fragt die Referentin. Der Mann antwortet: „Nein. Nur manchmal könnte ich sie erwürgen."

Die Konfliktverneinung ist ebenso einseitig wie die Konfliktverstärkung, nur wird der Konflikt hier nicht zum Fokus aller Aufmerksamkeit, sondern er wird kategorisch ignoriert. Nach der Vogel-Strauß-Taktik steckt man den Kopf in den Sand und verschließt die Augen vor unangenehmen Realitäten. Eine Konfliktbewältigung ist aber nicht möglich, solange der Konflikt nicht anerkannt wird. „Das ist schon nichts." „Jeder hat mal Schmerzen." „Das ist bestimmt nur ein kleiner Infekt, dafür muss ich nicht zum Arzt gehen." So beruhigte ich mich selbst und meine Familie in den ersten Monaten meiner Schmerzen. Ich wollte nicht wahrhaben und akzeptieren, dass etwas mit mir nicht stimmte, und deshalb ließ ich mich es auch nicht glauben oder gar aussprechen. Insgeheim hoffte ich, dass wenn ich es nicht thematisierte, mein Problem irgendwann von selbst verschwinden würde. Das tat es nicht.

Konfliktverschiebung

Ein Mann sitzt an der Theke einer Bar, trinkt einen Whisky nach dem anderen und redet vor sich hin: „Es ist schon eine interessante Welt, in der wir leben. Da sitzt man hier und säuft, um seine Frau zu vergessen, und dann kommt man nach Hause und sieht sie doppelt."

Bei der Konfliktverschiebung wird die Ursache eines Konflikts nicht bei sich selbst gesucht, sondern anderen zugeschoben, um Schuldgefühlen zu entfliehen. Ohne den eigenen Verschuldungsanteil an einem Konflikt jedoch zu sehen, kann dieser auch nicht reflektiert werden und Verhaltensanpassungen, die zu einer Lösung des Konflikts führen würden, finden nicht statt. Typische Aussagen der Konfliktverschiebung sind: „Ich bin krank geworden, weil meine Chefin mich unter Druck setzt / weil das Studium so stressig ist / die Professoren zu viel verlangen ..." oder „Es ist der Arzt, der was übersehen hat", „Mein Umfeld nimmt nicht genug Rücksicht auf mich".

Konfliktverarbeitung

Ein Vater kommt nach Hause, nur um zu erfahren, dass sein Sohn in Mathe die Note „Mangelhaft" bekommen hat. Er sagt vorwurfsvoll zu ihm: „Als Abraham Lincoln in deinem Alter war, war er Klassenbester." Der Sohn nickt einsichtig und erwidert: „Das stimmt, aber in deinem Alter war er Präsident der Vereinigten Staaten von Amerika."

Ein Hauptmerkmal der Konfliktverarbeitung ist das Reflektieren: sich den Konflikt mit seinen negativen und auch positiven Aspekten vor Augen zu führen und zu analysieren, dabei aber auch nicht an ihm „hängenzubleiben". Für körperliche Beschwerden wie Schmerzen bedeutet das, dem Symptom „in die

Augen zu schauen". Das ist kein einfacher Schritt. Ich selbst fand es äußerst schwierig, von meiner Strategie der Verneinung abzulassen und in diese Reflexion zu gehen, da es die Situation „real" machte und es sich nicht mehr um ein theoretisches Konstrukt meiner Fantasie handelte. Von „Das ist doch nichts" zu „Diese Schmerzen sind echt und sie haben einen Grund / haben etwas zu bedeuten".

Der Schlüssel der Konfliktverarbeitung ist in gewisser Weise, mehr Leichtigkeit ins Leben zu bringen. Doch das ist einfacher gesagt als getan in einer Gesellschaft, in der wir alles sehr ernst nehmen. „Wir sterben viele Tode": Der Beruf ist todernst, der Fußball ist todernst, alles ist todernst. Und natürlich erleben wir nicht nur kleine alltägliche Ärgernisse, sondern immer wieder auch tiefes Leid. Wie kann es uns also gelingen, Konflikte weder zu übertreiben noch zu verneinen oder wegzuschieben? Wie können wir Konflikte verarbeiten?

Ein Weg ist die von meinem Großvater entwickelte Idee, seine Patienten Briefe an ihre Organe, ihre Beschwerden, ihre Krankheiten schreiben zu lassen. Dafür braucht es keinen Termin und keine Überweisung. Nur etwas zum Schreiben und den Mut, seinem Konflikt ins Auge zu blicken. Im Folgenden findest du deshalb seine Anleitung zum Verfassen eines Briefs. Auch ich habe schließlich einen Brief geschrieben und ich erhoffe mir, dass auch du dich mit dieser Methode deinem Konflikt mit seinen positiven wie auch negativen Seiten annähern kannst und der Prozess der Konfliktverarbeitung in Gang gesetzt wird.

„Lieber Schmerz …" – Wie man einen Brief an seine Krankheit schreibt

Vorlage nach Prof. Dr. med. Nossrat Peseschkian

Um sich die Botschaft eines körperlichen Symptoms und damit verbundene mögliche Konflikte bewusst zu machen, kann es hilfreich sein, einen Brief an das kranke, signalgebende Organ zu schreiben. Die Fragestellung für diesen Brief lautet: Was will mir das Symptom neben dem Leid und der Krise mitteilen? Auf was soll ich aufmerksam gemacht werden?

Meist wird durch einen Brief dieser Art auf Lebensbereiche (Körper/Sinn, Leistung/Verstand, Kontakt/Tradition, Zukunft/Fantasie) hingewiesen, die bisher zu kurz gekommen sind. Oder positiv ausgedrückt: Es wird betont, welche Lebensqualitäten entwicklungsfähig sind.

Der Brief an das Symptom oder die Krankheit sollte aus drei Anteilen bestehen: Vom Kopf aus adressieren Intellekt und Rationalität das Symptom oder den Konfliktpartner, vom Bauch aus beschreibt man Gefühle, Emotionen und Affekte in Bezug auf das Symptom und von den Füßen aus wird die einem trotz des Symptoms verbliebene Handlungsfähigkeit zum Ausdruck gebracht. Es ist wichtig, alle drei Bereiche „zu Wort kommen zu lassen", da sie auch immer alle von dem Symptom oder der Krankheit beeinträchtigt sind.

Kopf

- Welche Gedanken kommen mir in den Sinn über das bisherige Leid und den Konfliktpartner?

- Worüber ärgere ich mich eigentlich?
- Was bedeuten Angst und Unbehagen?

Bauch
- Wie fühle ich mich?
- Welche Gefühle und Ängste werden in mir entfacht?
- Welche Möglichkeiten habe ich, das Problem zu lösen?
- Welche Entwicklungschance steckt in diesem Erleben?
- Wie kann ich das Symptom akzeptieren, um mit ihm geduldig umzugehen?
- Schützt mich das Symptom vor weiterer Überforderung?

Füße:
- Welche Ziele stehen hinter meinem Handeln?
- Was würde ich machen, wenn ich keine Probleme und Beschwerden mehr hätte?
- Wann werde ich beginnen zu handeln?

Es soll hier keineswegs behauptet werden, dass ein solcher Brief zur kompletten Genesung führt und eine medizinische Behandlung ersetzt. Die Hoffnung ist vielmehr, Menschen in Krisensituationen eine Handlungsoption zu geben. So dient der Brief als Reflexionsmedium, um Symptome distanziert in allen Facetten zu betrachten – auch den entstandenen positiven Lektionen. Sprache hat dabei die Funktion eines Aufzugs zwischen dem Unbewussten und Bewussten. Man erhält einen Einblick in die vielschichtige und oft chaotische Gefühlswelt, die jeder Einzelne von uns in sich trägt. Dieser Perspektivenwechsel kann helfen, ein persönliches Ungleichgewicht zu identifizieren und das Gleichgewicht wiederherzustellen.

Schon Nietzsche schrieb: „Vielleicht sind Symptome Boten einer Bedeutung und verschwinden erst, wenn ihre Botschaft verstanden wird." Ich erhoffe mir, dass sich das für die Leser dieses Buchs bewahrheitet.

Lieber Diabetes,

und vor allem: liebe Bauchspeicheldrüse! Du glaubst wohl, du kannst in Rente gehen und dich auf die faule Haut legen. Da hast du die Rechnung ohne den Wirt gemacht.

Mit deiner Leistung bin ich seit 16 Jahren nicht mehr zufrieden, aber das stört dich nicht besonders. Du hast dich aus deiner Verantwortung gezogen und führst ein eigenwilliges Dasein, das weder meinen noch den Wünschen meiner Ärzte unterliegt. An deine Arbeitsverweigerung hätte ich mich ja gewöhnt, wären da nicht die Folgen. Leider haben wir zwei ein unkündbares Verhältnis miteinander, sonst hätte ich dich schon lange aus deiner Pflicht entlassen. Ich bitte dich, sei immerhin so nett und führe nicht noch andere Organe in den Streik, sonst muss ich bald den gesamten „Betrieb" einstellen und Insolvenz beantragen.

In meiner Kindheit konnte ich auf dich zählen, aber in den letzten Jahren bist du ein unzuverlässiger Mitarbeiter geworden. Ich kann nie einschätzen, wie deine Tagesform ist und wie du reagieren wirst.

Nun gut, ich bin nicht ganz unschuldig an deiner Arbeitseinstellung, aber ich bin nicht der alleinige Übeltäter: genetische Faktoren und Umwelteinflüsse waren Teil der ursprünglichen Rechnung, genauso wie meine Unfähigkeit, deine kleinen Signale zu erkennen. Und schon ging die Reise mit dir los. Zu meiner Verteidigung muss ich anführen, dass deine Warnsignale nicht einfach zu erkennen waren, denn du hast dich nicht mit Schmerzen gemeldet, sondern so subtil, dass ich dich jahrelang ignorieren konnte.

Was versuchst du mir zu sagen? Meine Zuckerwerte gehen rauf und runter. Stehe ich dir bei der Arbeit im Weg? Was muss ich tun, um dich zu motivieren, dich wieder für mich einzusetzen und deinen Job gewissenhaft auszuführen? Ich gebe zu, dass ich oft keine Rücksicht auf dich genommen habe. Ich habe dich nicht nach deiner Meinung gefragt, wenn ich beim Essen achtlos war.

Immer wieder merkte ich, dass du zu manchen Zeiten ruhiger warst als zu anderen. So habe ich erkannt, dass es ein klares Muster gibt, wenn du in Erscheinung trittst. Meistens kommst du aus deinem Versteck und suchst Krawall, wenn ich etwas drastisch verändere. Egal, ob es mein Schlaf, mein

Essensrhythmus oder meine Arbeit ist. Vielleicht wünschst du dir, dass ich dir mehr Aufmerksamkeit schenke und achtsamer bin, wenn es große Veränderungen gibt. Ich vergesse manchmal, dass du Zeit brauchst, um dich an Dinge zu gewöhnen.

Ich wünschte mir nur, dass du mir nicht immer gleich riesige Steine in den Weg legen würdest. Gib mir andere Zeichen – und ich werde mich bemühen, auf deine Zeichen Acht zu geben. Ich verspreche, offener mit dir zu kommunizieren, aber du musst auch deinen Teil tun.

Obwohl du klein bist, hast du großen Einfluss. Wie gesagt, ich weiß, dass die anderen Organe zu dir aufschauen. Zurzeit halten sie noch einigermaßen durch, aber es häufen sich kleine Ausfälle. Bitte zieh sie nicht in Mitleidenschaft. Jetzt sind wir beide aufgerufen, dagegenzuhalten. Teamgeist ist gefordert. Jede Kette ist so stark wie sein schwächstes Glied. Ich will nicht das schwächste Glied sein.

Liebe Migräne,

du wirst jetzt öfter von mir hören, denn wir zwei werden ab heute dicke Freunde. Das ist besser, als uns ständig gegenseitig zu bekämpfen. Bitte sag auch allen Organen, dass du mich immer als „Sprecher" für die gesamte Gruppe besuchen kommst. Nicht dass sie auch noch vor meiner Tür stehen und eine Einladung fordern, um eigene Beschwerden vorzutragen. So viel Platz habe ich nicht mehr. (Besonders der Blase musst du das klarmachen! Für ihre „Besuche" habe ich wirklich keinen Nerv mehr.) Ihr seid alle gleichermaßen wichtig. Wir sind eine Familie und ohne euch wäre ich im wahrsten Sinne des Wortes nichts.

Wenn du kommst, setzt du dich ganz schön in Szene. Übersehen kann ich dich keineswegs. Meistens schickst du mir eine kleine Nachricht, um mich über deinen baldigen Besuch zu informieren. Aber auch wenn ich dich noch anflehe, nicht zu kommen, ist es meistens zu spät. Du bist bereits auf dem Weg.

Erst kommt das Gefühl, keine Farben sehen zu wollen. Weder das Handy oder der Fernseher dienen da als Entspannung. Am liebsten will ich mich einfach unter der Decke verstecken. Schlafen kann ich aber auch nicht, denn es pocht in meinem Kopf, als würdest du darin Schlagzeug spielen. Mich von dir ablenken zu lassen, ist auch keine Option, denn ich kann mich nicht auf andere konzentrieren, während du dich in meinem Kopf ausbreitest und mir diese schreckliche Übelkeit verursachst. Und dann kommt die Panik: Wie soll ich jetzt noch alles schaffen, was ich mir vorgenommen habe? Du zwingst mich zur Untätigkeit! Das tust du mit Absicht, oder? Ich weiß ja, du willst mich daran erinnern, dass ich mir mal wieder zu viel vorgenommen und meine und deine Grenzen nicht respektiert habe.

Wenn ich nicht auf mich achte, kommst du als Migräne und Wächter. Aber welche Erscheinung hast du, wenn es mir gut geht? Wo in meinem Körper bist du dann? Ich möchte dich finden, wenn es mir gut geht. Ich möchte dich nicht nur als negative Migräne sehen, ich will deine positiven Seiten und Erscheinungsformen entdecken. Ich möchte dich nicht loswerden, ich möchte nur, dass wir zusammen den Schmerz loslassen und schönere, entspanntere Stunden verbringen.

Der Gedanke, dass du gar nicht mehr da bist, macht mir Angst, denn du sagst für mich „Nein!", wenn ich es nicht kann. Wenn ich etwas nicht schaffe oder mich etwas nicht traue. Manchmal fühle ich mich erleichtert, wenn du da bist, weil ich dann nichts mehr muss. Trotz der pochenden Schmerzen fühle ich mich erleichtert, weil es keine Verpflichtungen mehr gibt, wenn du da bist.

Ich wäre gerne so mutig wie du. Du bist stark, wenn ich schwach bin. Manchmal glaube ich, du bist ein Bote, der mir sagen will: „Du musst dich weiterentwickeln", und der Wächter, der mich lehrt, dass ich kontinuierlich daran arbeiten muss, in Balance, Frieden und Kraft zu bleiben. Du machst mir auch immer wieder klar, dass ich nicht wie alle anderen bin. An manchen Tagen ist das schön, an anderen wünschte ich jedoch, ich wäre wie alle anderen, und es schmerzt mich zutiefst. Es macht mir Angst, alles allein machen zu müssen. Vielleicht habe ich dich deswegen auch in mein Leben eingeladen, an die Stelle eines Partners, der für mich stark ist, wenn ich es nicht sein kann.

Liebe Migräne, ich will dich nur wissen lassen, dass ich mir sehr viel Mühe gebe, dass es dir gut geht. Manchmal komme ich meinem Versprechen nicht nach, auf dich zu achten, aber ich befinde mich auf dem Pfad und gebe mein Bestes. Ich verabscheue dich nicht, aber freue mich mehr über deine liebevollen Seiten als über die pochenden Schmerzen.

Lieber Parkinson,

Man kann den Menschen und seinen Körper mit einem Haus vergleichen. Es besteht aus den Grundmauern (Beinen), vielen Räumen (Organe) und einem Dach – das Dach schützt das Haus vor Regen, sorgt für Wärme und Geborgenheit. Das Dach ist der Kopf, der Intellekt. Mein Kopf sorgt dafür, dass ich bemerke, wenn ich Schäden an meinem Haus reparieren muss.

Ich bin inzwischen 77 Jahre und denke oft zurück an die gelebte Zeit, an die Vergangenheit. Mein Leben war gekennzeichnet durch pflichtbewusstes Arbeiten und Handeln, ich war für andere da, wenn sie mich brauchten. Der größte Dank war für mich, wenn ich spürte, ich konnte etwas Gutes tun.

Oft war ich 15, sogar 20 Stunden am Tag im Einsatz. Zeit, über meinen inneren Frieden nachzudenken, blieb mir kaum. Wenn mein Körper sich meldete, sei es durch Rücken- oder Gelenkschmerzen, unterdrückte ich diese mit Tabletten. Ich habe es versäumt, die Räume in meinem Haus instand zu halten. Ich habe nicht beachtet, wie der Mörtel von den Wänden bröckelte. Wenn es gar zu schlimm wurde, besuchte ich den Arzt und ließ mir Spritzen geben, ließ mit leuchtenden Farben die kaputten Stellen an den Wänden abdecken, sodass ich für andere wieder freundlich strahlen konnte. Dass meine Nerven blank lagen, sollte niemand merken.

Eines Tages stellte eine Ärztin fest, dass ich Ausfallerscheinungen in den Beinen hatte, und stellte nach mehreren Untersuchungen die Diagnose Parkinson. Eine erschreckende Situation, die Feststellung und Erkenntnis, dass mein Haus baufällig geworden war. Die Schäden reichten bis in die Grundmauern. Ich sah mich bereits hilflos im Rollstuhl sitzen.

Ich musste Frieden schließen mit den Schäden an meinem Haus. Oft zog ich mich zurück, um im Gebet zur Ruhe zu kommen. Ich musste lernen, dich Parkinson als Mitbewohner in meinem Haus zu akzeptieren, und dafür musste ich dich zuerst verstehen: Warum hast du mich auserwählt? Wie soll ich mit dir umgehen? Wie kann ich trotz deiner Existenz meinen inneren Frieden finden?

Mein Leben lang war ich am Rennen und habe die Hinweise und Beschwerdeanzeichen nicht wahrgenommen. Meine Nerven waren gereizt bis zum Anschlag und ich bemerkte es nicht. Parkinson, du bist eine Nerven-

krankheit, die nicht heilbar ist. Der Mensch wird mit dir gezwungenermaßen langsamer in seiner Bewegung, die Muskulatur verklebt sich und löst Schmerzen bei Widerstand aus.

Ich sammelte durch den Kontakt mit dir die Erkenntnis, dass mein Körper ein Haus ist: Einige Zimmer sind leer, weil die Bewohner (Mandeln, Blinddarm, Gebärmutter) operativ entfernt wurden. Die leerstehenden Zimmer konnten von Krankheiten belegt werden. So hast du dich bei mir eingenistet.

Lieber Parkinson, ich weiß, du hast dir eine Wohnstätte in meinem Körper gewünscht und ein leeres Zimmer belegt, ohne meine Erlaubnis. Ich versuche es zu akzeptieren, doch ich frage mich, warum du in mir wohnen willst. Ist es eine Konsequenz meines fleißigen, aber hektischen und ruhelosen Lebensstils?

Du hast mir gezeigt, dass das Leben auch langsamer lebenswert ist. Ich glaubte, dass ich alles machen kann, habe nie Hilfe in Anspruch genommen oder darum gebeten. Du zeigtest mir jedoch, dass jemanden um Hilfe zu bitten, keine Schwäche ist und dass meine Bitte nicht abgelehnt wird.

Lieber Parkinson, du darfst in mir wohnen, doch eines ist sicher, du darfst mich nicht beherrschen.

Liebe Insomnie/Schlaflosigkeit,

Es ist an der Zeit, dass wir zwei uns mal zusammensetzen und reden, oder? Eigentlich meide ich Gespräche mit dir so gut ich kann, aber vielleicht ist es jetzt unabdingbar. Immerhin bist du schon seit Jahren in meinem Leben.

Subtil und langsam hast du dich bei mir eingeschlichen. Erst hast du mir ein bisschen mehr Zeit geschenkt, um mit Freunden zu telefonieren, ein bisschen mehr Zeit, zu lernen, und ein bisschen mehr Zeit, gedankenlos durch soziale Medien zu scrollen. Noch zehn Minuten vor dem Schlafen tun nicht weh, oder? Schleichend hast du diese zehn Minuten auf zwanzig, auf dreißig erhöht.

Es ist 1 Uhr morgens. Kein Thema. Ich werde es morgen trotzdem schaffen, pünktlich aufzustehen und alles zu erledigen, was geplant ist. Mit meiner Arroganz verspottete ich dich anfangs. Ich fühlte mich unbesiegbar, unaufhaltbar. Du konntest mich auf Trab halten, aber du würdest mich nicht davon abhalten, um meine Ziele zu erreichen.

Bis es mich eines Nachts hart getroffen hat. Es gab keine Ablenkung, keine Telefonate, kein Lernen, kein Scrollen. Nur du und ich inmitten der Dunkelheit. Wie sind wir hierhin gekommen? Du lässt mich meine Gedanken hören, sie sausen durch meinen Kopf, prallen von den Wänden und hallen immer lauter, bis sie irgendwann die Treppe hinunterstürzen in die Kammern meines Herzens. Du lässt den Brunnen der Verzweiflung überlaufen. Meine brennenden Augen wünschen sich nichts mehr, als zu schlafen.

Am nächsten Morgen stolpere ich heraus, um meinen Dämonen mit einem Lächeln zu begegnen. Ich habe es immer noch geschafft. Meine Augenlider sind schwer von deinen Taten, liebe Schlaflosigkeit, und ich schwöre mir selbst, dir heute Nacht nicht nachzugeben. Doch am Abend wartest du schon auf mich, sobald ich meinen Kopf auf das Kissen lege. Hallo, meine liebe Freundin, was hast du für heute Nacht geplant?

Liebe Schlaflosigkeit, du hast mir geholfen, meinen tiefsten Ängsten an einem sicheren Ort zu begegnen. Du hast mich zu Antworten geführt, für die ich am Tag zu beschäftigt gewesen wäre. Die Nacht war das Werkzeug für deinen Erfolg. Ich zahle tags den Preis für deine Nachtschichten, aber ich schätze auch, dass du mir beigebracht hast, meine Schlachten zu kämp-

fen. Aber die Zeit ist gekommen, liebe Schlaflosigkeit, dass unsere Wege sich trennen.

Deine,
Königin der Nacht

Liebe Rückenschmerzen,

Die Unversehrtheit des Leibes wird gerade in jungen Jahren als gegeben erachtet. Der Geist möchte mehr, als der Körper imstande ist zu geben. Man übergeht die Bedürfnisse des Körpers – bewusst und unbewusst.

Heute weiß ich, dass viele derartige Handlungsweisen systemisch bedingt sind. Das bedeutet, dass der Umgang mit Lebenssituationen bereits grundlegend in der Kindheit determiniert wird. Lieber Rücken (vor allem lieber Nacken), gemeinsam haben wir eine sehr wohlbehütete Kindheit genossen, was ich aus heutiger Sicht als sehr große Leistung meiner Eltern bewerte. Meine Eltern mussten unter schwierigen Bedingungen ihr Heimatland als Angehörige einer religiösen Minderheit verlassen. Obwohl Ungewissheit und Sorgen sie umgaben – Freunde und Familienangehörige befanden sich als Mitglieder eben dieser verfolgten Minderheit in großer Lebensgefahr –, vermittelten sie uns Kindern immer einen positiven Umgang mit Schwierigkeiten. So fing das Leben für uns als ein Abenteuer mit vielen spannenden Etappen an. Du hast mich mit deiner sprudelnden Kraft mit Leichtigkeit durch diesen Lebensabschnitt gebracht.

Dabei trugen du und ich lange Zeit nur für uns selbst Verantwortung. Du warst mit Sicherheit auch dankbar, dass wir vor seelischen Belastungen weitgehend verschont waren. Während ich intensiv Sport betrieben habe, hatte ich blindes Vertrauen in deine Fähigkeiten. Du hast aber gewiss gemerkt, dass ich damals Anzeichen von Müdigkeit konsequent überhört habe. Auch milde Krankheitssymptome waren kein Grund, dich und den übrigen Körper nicht bis zur Reserve zu beanspruchen. Über Jahre hast du es geschafft, Fehlhaltungen und fehlende Entspannung auszugleichen.

War es mein jugendlicher Leichtsinn? Habe ich dir einfach zu viel zugemutet?

Als mein erster Sohn geboren wurde, verspürte ich zum ersten Mal im Leben eine große und dauerhafte Verantwortung. Mit der Geburt meines zweiten Sohnes kurz darauf galt es die Familie mit der zunehmenden beruflichen Verpflichtung unter einen Hut zu bekommen. Für mich war das ein Rund-um-die-Uhr-Auftrag. Sicherlich hast du da schon gespürt, dass unsere Leichtigkeit langsam verloren ging.

Ich merkte, dass ich nicht bereit war, so viel Verantwortung zu tragen. Der geistigen Erschöpfung folgte die körperliche, denn ich hatte mich – wohl als Ausgleich – in den exzessiven (Fitness-)Sport geflüchtet.

Den Sport habe ich mit Bedacht ausgeführt, noch empfand ich ihn als wirklichen Ausgleich zu meinem Alltag. Es war kein Fluss, sondern Zwang. Die Übungen führte ich jahrelang ungenau und zu schnell aus. Ich habe dich und mit dir verbundene Muskelgruppen überbeansprucht. Andere Muskeln verkümmerten, da ich sie in kein Training mit einbezog. Die Dysbalance in meinem Leben wurde so auf dich übertragen und dir im wahrsten Sinne des Wortes antrainiert. Ich brachte dir eine falsche Haltung bei.

Das erste große Warnsignal erhielt ich, als ich einmal mitten in der Nacht aufwachte und sich mein Geist außerhalb meines Körpers befand. Ich konnte mich nicht mehr auf den Beinen halten. Du hast mir in diesem Moment so viel mitteilen wollen. Ich hätte dich hören können, aber ich war mit anderen Dingen beschäftigt. Ab diesem Zeitpunkt entwickelten sich dann die chronischen Nackenbeschwerden. Du hast dich täglich bemerkbar gemacht.

Lieber Rücken, du hast all die Jahre so viel für mich getragen. Freude und Schmerz haben wir zusammen geteilt. Du hast mir oft signalisiert, dass du auch Ruhe benötigst, um Kraft zu tanken. Mehr als einmal habe ich dich überhört. Ich weiß, dass du über die Wirbelsäule mit allen anderen Körperteilen verbunden bist. So ist mir bewusst, dass jedes Körperteil, das ich über die Maßen hinaus beansprucht habe, das auch an dich zurückgemeldet hat. Du hast mich gelehrt, dass ich meinen Körper als Einheit betrachten soll.

Liebe Rückenschmerzen (und auch liebe Kopf- und Nackenschmerzen), ich habe gelernt, dass ihr ein Teil von mir seid. Immer wenn ich in alte Muster verfalle, meldet ihr euch und bleibt eine Weile bei mir. Seit mehreren Jahren seid ihr Bestandteil meines Lebens. Durch euch lerne ich Achtsamkeit.

Liebe Angst,

wie geht es dir? In letzter Zeit hast du dich etwas zurückgezogen. Wann soll ich dich wieder erwarten?

Wenn du kommst, gehst du zuerst in meine Lunge, beanspruchst meine Atemluft für dich und lässt mich atemlos. Du reißt mein Herz und meine Gedanken an dich, umarmst mich mit aller Gewalt und presst meine Brust zusammen. Keinen Spalt lässt du mir. Dann sprintest du zu meinem Kopf. Ich komme dir nicht hinterher. Um meine Lungen mit etwas Luft zu füllen, erhöhe ich meine Atemfrequenz. Schneller und schneller. Ich habe immer noch das Gefühl, ich bekomme nicht genug Sauerstoff, und werde immer panischer. Es ist dieses Gefühl, dass du mich zerdrückst. Meine Schweißdrüsen gehen in Überproduktion, bis ich regelrecht triefe.

Ich sehe dich nicht, aber du bist da. Ich fühle dich nicht so wie andere Menschen Schmerz empfinden, aber du bist da. Ich höre dich nicht wie man Worte vernimmt, aber mittels stiller Gedanken bist du da. Du dringst in mich ein, in meinen Kopf, meinen Körper und meine Gefühle. Du und ich wir sind eins, wenn du da bist.

Am liebsten kommst du, wenn ich allein bin, mich einsam fühle. Bin ich umgeben von Freunden, traust du dich meist nicht an mich ran. Doch wenn ich allein bin, kontrollierst du mich, da sind die sorgenvollen Gedanken, die Zweifel und deine Wertung am lautesten zu hören. Wie eine hängende Schallplatte wiederholst du sie so lange, bis ich sie mit jeder Zelle meines Körpers glaube, als seien es meine eigenen Worte.

Du bist dickköpfig und dominant, sodass ich mich auf nichts außer dich konzentrieren kann, wenn du da bist. Ruft mich dann jemand an, folge ich deinen Anweisungen, gehe nicht ran, werfe das Telefon auf den Boden und verstecke mich unter der Bettdecke.

Du bist von deiner Persönlichkeit her anhänglich. Immer musst du dich an mir festklammern. Wenn ich mich in meinem Zimmer vor dir verstecke, höre ich schon deine Schritte vor der Tür. Mir ist kalt, aber du badest mich schon in Schweiß. Vielleicht kommst du ja nicht rein? Ich habe Nachrichten auf meinem Handy, aber mit dir im Nacken kann ich sie nicht lesen. Vielleicht sind sie alle hinter mir her? Stattdessen Ablenken mit Instagram. Ich verschwende einige Zeit, während sich meine Herzfrequenz beruhigt. Ich sehe Strände, Freunde, die Spaß haben … dann plötzlich ein Anruf! Schnell werfe ich das Telefon weg von mir. Ausblenden.

Du hast mich viel zu lange abgeschirmt und versteckt. Ich habe den Mut aufgebaut, mich den Nachrichten zu stellen, und sie einzeln zu beantworten. Plötzlich sehe ich, dass niemand hinter mir her war. Ich fühle mich immer besser, nachdem ich geantwortet habe.

Blitzschnell bist du da, wenn ich Angst habe, und aktivierst alle wichtigen Überlebensmaßnahmen. Aber ich bin mir nicht sicher, ob du das noch für mich zu tun brauchst. Du bist zu schnell. Du kommst, bevor ich überhaupt Zeit habe, rational die Situation auf die Gefahr hin zu analysieren. Vielleicht ist es ja gar nicht so schlimm, wie ich dachte. Vielleicht war es ein Fehlalarm. Für solche Gedanken lässt du mir keine Zeit. Hab doch Geduld mit mir und schalte nicht immer meinen frontalen Cortex aus, wenn du kommst. Auch seine Meinung ist wichtig! Nur weißt du eben, dass ich mittels meiner Angst eher zu kontrollieren bin.

Du hast mir jedoch geholfen, eines zu realisieren: Anstatt immer nur auf andere zu reagieren, mich mit anderen zu messen, sollte ich mir Zeit geben. Du hast meinen Blick umgelenkt, damit ich nicht nur in die Welt hinausschaue, sondern auch meine eigene Welt sehe. Jetzt plane ich regelmäßig Zeit für mich selbst ein, um einen Lauf zu machen, ein Buch zu lesen, mich einzukuscheln und einen oder zwei Filme anzusehen.

Wenn ich mir diese Zeiten nicht nehme, fühlt es sich wie das Ende der Welt an, wenn du mich besuchst. Ich war so losgelöst von meiner Welt, dass ich sie nicht mehr erkennen konnte. Du hast mich gegriffen und mich in diese Welt zurückgezogen, damit ich sie wieder sehen konnte. Innen gegriffen und mich zurückgezogen, um es selbst zu sehen. Besondere Zeiten erfordern besondere Maßnahmen, heißt es. Dazu stehst du, oder?

Nun, Angst, ich habe meine Lektion gelernt. Danke für deinen Besuch. Du kannst dich entspannen, denn ich weiß jetzt, wohin ich gehe. Bevor du mich wieder besuchen kommst, gib mir doch bitte Bescheid. Vielleicht schreibst du mir einfach vorher einen Brief. „Hey, ich denke, wir müssen bald ein Treffen planen." Dann kannst du einen Film neben mir sehen, anstatt einen in mir ablaufen zu lassen. Ich möchte nicht Sklave deines Wil-

lens sein. Ich möchte nicht mehr mit dir kämpfen. Ich möchte nicht K.o. geschlagen werden. Ich denke, das ist ein fairer Deal. Was meinst du?

In liebevoller Verbundenheit,
Die, die du zu gut kennst.

P.S. Bring mir wenigstens das nächste Mal etwas Schokolade mit.

Liebes Asthma,

der Atem spielt eine essenzielle Rolle im Leben jedes Menschen, nicht nur in meinem. Mit dem ersten Atemzug beginnen wir unsere Reise in diesem Leben und mit dem letzten Atemzug beenden wir sie. Wenn der Atem aufgibt, haben wir keine Chance mehr. In anderen Worten: Er hat eine immense Gewalt über uns.

Lieber Atem, du bist der Akku meines „Lebenshandys". Zwar hat dieses Handy noch nicht komplett den Geist aufgegeben, aber deine Leistung hat sich stark reduziert. Egal was ich tue, du lässt dich nicht mehr vollständig aufladen. Und leider gibt es für dich kein Ersatzteil.

Auch wenn ich ganz tief einatme, bist du im Modus „Akkuverbrauch sparen" und ich bekomme nur die Hälfte der Luft, die du mir früher gegeben hast. Ich muss immer aufpassen, dass ich dich nicht überstrapaziere und deine Ladekapazität noch weiter reduziert wird. Andauernd muss ich dich nachladen, indem ich mich ausruhe und dir eine Pause gönne.

Liebes Asthma, als du in mein Leben gekommen bist, habe ich mich über dich geärgert, denn du hast es verkompliziert. Früher habe ich mir kaum Gedanken gemacht, meinen Atem-Akku zu pflegen. Wer glaubt schon, dass das Atmen irgendwann beschwerlich sein könnte? Kein unbewusster Prozess mehr, sondern im Gegenteil etwas, auf das sich alle Aufmerksamkeit richtet. Ohne dich bin ich ausgeliefert.

Leider war ich mir deiner schon in jungen Jahren bewusst – obwohl du damals noch maßvoller aufgetreten bist. Im Kindesalter wurde bei mir Asthma diagnostiziert. Wenn meine Luftröhre keine Lust mehr hatte, verengte sie sich und gab mir zu spüren, wer der Chef ist. Während alle anderen Kinder rannten, wie es ihnen gefiel, musste ich immer vorsichtig sein; musste immer mein „Ladegerät", das Asthma-Spray, mitnehmen. Es wurde zu meinem ständigen Begleiter. Wann immer du dich provoziert gefühlt hast, nahm ich einen Zug, und schon wurdest du leiser. Aber wer provozierte wen? Du mich oder ich dich? Vielleicht wir beide uns gegenseitig.

Mit der Zeit lernte ich, dass du ein Muster hattest. Deine scheinbar „plötzlichen" Anfälle von Verengung waren gar nicht so willkürlich. So war die Pollenflugzeit im Frühjahr für dich ein Trigger. Genauso wenig mochtest du kalte, trockene Winterluft, den Geruch von Rauch oder Desinfektionsmitteln und auch keinen intensiven Sport. Diese Dinge provozierten dich und das ging auf meine Kosten. Einen weiteren Trigger entdeckte ich aber erst viel später: Stress. Gerne würde ich für dich einen großen Bogen um ihn machen, ihn reduzieren, aber das fällt mir besonders schwer. In stressigen Zeiten kamst du mich häufig besuchen und bliebst auch für längere Zeiträume, als ich es von dir gewohnt war.

Manchmal ärgere ich dich also – aber ich bin nicht an allem schuld. Du bist mit den Jahren immer sensibler geworden und übertreibst auch gern. Früher kamst du kurz vorbei, ich nahm mein Spray und schon warst du wieder weg. Heute ist es anders. Du lässt dich nicht mehr so leicht beruhigen und zwingst mich, dir zuzuhören. Neben den Asthma-Attacken habe ich jetzt oft auch Schwierigkeiten, genug Luft zu bekommen, ohne dich provoziert zu haben. Wenn du mir das Atmen erschwerst, kann ich mich auf nichts anderes konzentrieren. Du gibst mir das Gefühl, dass ich ertrinke.

Als sei das nicht schlimm genug, hast du nicht mal den Anstand dich an Ruhezeiten zu halten. Nachts kommst du in Form von Hustenattacken, die mich und meine ganze Familie wachhalten. Du machst mir Angst. Was ist, wenn ich irgendwann nicht nur für paar Sekunden keine Luft bekomme, sondern die Luftnot anhält, bis ich schließlich an ihr zu Grunde gehe?

Ich merke, dass die Häufigkeit und Intensität deiner Besuche an mich angepasst sind: Wenn ich das Tempo reduziere und Zeit hätte, dich zu begrüßen, kommst du nicht. Wenn aber bei der Arbeit und zu Hause viel los ist, platzt du auch noch herein. Du versuchst, mich zu bremsen und mich im wahrsten Sinne des Wortes tief durchatmen zu lassen.

Wir haben ein Abkommen geschlossen: Ich versuche, dich nicht zu provozieren, und du ärgerst mich nicht beim Atmen. Allerdings hältst du dich nicht immer an diese Abmachung. Gib mir doch die Chance, was ich von dir gelernt habe, in Ruhe umzusetzen.

Liebe Multiple Sklerose,

gerade mal 24 Jahre alt war ich, als du mich heimgesucht hast, um für immer zu bleiben. Jetzt mit 27 Jahren kommt es mir vor, als seien keine drei Jahre, sondern 30 Jahre mit dir vergangen. Seite an Seite stehen wir zusammen seit Tag eins. Zunächst fühlte es sich so an, als hätte ich am Tag deiner Ankunft meine ganze Lebensfreude, die ein junges Mädchen mit 24 hat, verloren.

„Du musst funktionieren!" – so lautete mein Lebensmotto. Oberste Priorität war es, die Uni in der Regelstudienzeit erfolgreich zu absolvieren, komme was wolle, und meine Eltern stolz zu machen. Platz für alltägliche Sorgen und Gefühle, die jede junge Frau hat, gab es nicht. Zu diesem Zeitpunkt war mir nicht bewusst, welchen Schaden ich meinem Körper zufügte. Auch die Taubheit im Arm und der wochenlang andauernde Schwindel, konnten mich nicht bremsen. Die Angst zu versagen hatte mich so fest im Griff, dass ich all deine Warnsignale ausgeblendet habe. Kaum ein halbes Jahr später hast du dann endgültig das Feuer eröffnet: Du hast mein Bein blockiert und ich knickte inmitten von Menschen auf der Straße zusammen. Nach diesem Moment habe ich zum ersten Mal den Weg zum Arzt angetreten. Und da wart ihr, liebe Entzündungsherde – mindestens zu viert im Gehirn und in der Wirbelsäure mindestens zu dritt. So hatte ich meinen ersten Schub. Darauf folgten vier bis fünf weitere.

Ein paar Monate später hast du mir vorübergehend das Augenlicht genommen! Du konntest dich immer grausamer aufführen, da ich mich noch weigerte, medizinisch gegen dich anzukämpfen. Kaum hatte sich mein Sehnerv erholt, schon hast du dich wieder auf meine Beine gestürzt. Taubheit ist ein grausames Gefühl, doch noch grausamer ist der Gedanke, dass die Möglichkeit besteht, irgendwann gelähmt im Rollstuhl gefangen zu sein.

Mein Körper brauchte jedes Mal Monate, um sich von der Taubheit zu erholen. Und es braucht ein Leben, sich an dich zu gewöhnen. Bei deinem letzten Angriff habe ich den Entschluss gefasst, doch mit Medikamenten gegen dich vorzugehen. Seitdem geht es mir körperlich gut, nur der Schwindel kommt noch vor. Aber meine Panikattacken holen mich immer wieder ein.

Die Angst vor dir lässt mich nicht los. Bald kann ich mich an den nächsten Brief setzen mit den Worten: „Hallo, Depression“.

Du hast mich psychisch so mitgenommen, dass ich mein Studium abgebrochen und meine eigene Wohnung aufgegeben habe. Heute weiß ich zwar mit diesem Trauma umzugehen, aber mir fehlt oft die Motivation und die Stärke, immer gegen dich anzukämpfen. Manchmal will ich einfach nur noch aufgeben, dann habe ich wieder Momente, in denen ich mich aufrapple und davon träume, wieder gesund zu werden.

Ich weiß, ich habe die Grenzen meiner Belastbarkeit überschritten und mir zu viel zugemutet. Manchmal gelingt es mir deshalb, dich als einen Schutzmechanismus zu sehen. Aber leider fühlst du dich an anderen Tagen eher wie eine Strafe an.

Ich habe meine Lektion gelernt. Versprochen, ich werde meine Grenzen nicht mehr überschreiten, um die Erwartungen anderer zu erfüllen. Zu versagen ist keine Schande, denn jeder von uns hat begrenzte Kapazitäten. Auch darf ich Gefühle zeigen, das ist menschlich. Ich bin kein Roboter, der einwandfrei funktionieren muss.

Dies klingt vielleicht wie ein Beschwerdebrief an dich, aber ich meine das Gegenteil. Ich habe dank dir gelernt, was wahre Glückseligkeit bedeutet. Auch wenn du mich vielleicht nicht so hart hättest treffen müssen, muss ich dir eines lassen: Du hast mir gezeigt, dass es kein größeres Geschenk im Leben gibt als die Gesundheit. Sorgen, die mich früher belastet haben, scheinen mir heute bedeutungslos. Selbst wenn ich auf der Erde nicht mehr gesund werde, werde ich es eben im Himmel.

Liebe Grüße

Lieber Hörsturz, lieber Tinnitus,

alles fing mit einem leisen Klingelgeräusch an, das ich gar nicht so richtig bemerkte und das zum Glück bald wieder weg war. Als ich mit dem Auto zur Arbeit fuhr, hatte ich auf einmal das Gefühl, alles um mich herum klinge dumpfer und leiser. Fast als sei ich eben aus dem Tauchbecken gestiegen. Ich schenkte dem keine Beachtung. Schließlich hatte ich keine Schmerzen und hoffte, es werde rasch verschwinden. Bei der Arbeit angekommen ließ ich mir nichts anmerken, machte alles wie immer, schnell, gewissenhaft, fehlerlos – ein wenig hektisch, aber das waren alle von mir gewohnt. Das war sozusagen mein Markenzeichen. Als es sich mittags noch nicht gebessert hatte, rief ich meinen HNO-Arzt an und fragte, was das sein könne. Er sagte, es sei vermutlich ein Hörsturz und ich sollte sofort kommen. Aber das passte mir zeitlich gar nicht rein! Ausgerechnet an diesem Tag war mein eigenes Wartezimmer mit Notfällen gefüllt. Der HNO-Arzt lachte mich fast aus, als ich ihn fragte, ob ich nicht auch am Ende des Tages vorbeikommen könnte.

Dies war der Anfang einer langen Reise, eines Kampfes, den ich monatelang gegen mein Ohr führte, gegen meine Hörschnecke im Innenohr, gegen alles, was da klingelte, sauste oder sonst mein Hörvermögen beeinflusste. Ich bekam Infusionen und musste viele andere therapeutische Maßnahmen vornehmen lassen. Das kostete viel kostbare Zeit, und die war schon vor dem Hörsturz und dem Tinnitus immer zu knapp gewesen. Ein Kampf wütete in mir. Ich ärgerte mich über euch, und versuchte um jeden Preis eure Signale auszublenden. Eigentlich hätte mir das leichtfallen sollen, schließlich konnte ich nicht mehr so gut hören. Aber das Klingeln und Sausen und eure Signale waren immer wahrnehmbar. So leicht wart ihr nicht zu überwinden und zu überlisten. Wenn wir alleine waren – mein Innenohr, meine Hörschnecke und ich –, war es mal laut, mal leise, mal dumpf, mal still.

Liebe Hörschnecke, ich spreche dich nicht gerne mit „liebe" an, da du mir alles andere als lieb vorkommst. Erst durch dich (den Hörsturz und den Tinnitus), habe ich die Stille bewusst kennengelernt, denn ich erlebe sie nur noch manchmal. Ich habe auch die Phasen kennengelernt, in denen das Ohrgeräusch so laut und unangenehm wird, dass ich mich frage: Was willst du *mir sagen? Was ist deine Botschaft? Du hast mich nachdenklich gemacht. Was habe ich bisher überhört?*

Immer wieder habe ich mir in meinem kleinen Notizbuch notiert, was du, blöde Hörschnecke, mir sagen wollen würdest. Sätze wie „Mach langsam“, „Du weißt genau, was gut für dich ist und was nicht“, „Mach mich zu deinem Freund“. Ich würde sagen, dass wir eine Zweckgemeinschaft sind und das Beste daraus machen. Ich habe in der Zwischenzeit gelernt – und nun sage ich wirklich aus voller Überzeugung: liebe Hörschnecke –, dass du meist dann lauter wirst, wenn ich dich vergesse und meine, ich kann wieder so funktionieren wie früher. Wie eine Maschine, die keine Pausen braucht. Ich habe verstanden, dass ich ausruhen muss und nicht jede Stunde des Tags mit Aktivitäten belegen kann.

Liebe Hörschnecke, können wir uns darauf einigen, dass du mich nicht mehr so oft besuchst und ich dafür dich nicht so schnell vergesse? Ich weiß in der Zwischenzeit, dass du dich jederzeit in mein Leben einmischen kannst und wirst, wenn du musst. Obwohl ich dieses Geräusch in meinem Kopf und meinem Ohr hasse und auch wenn mir lieber wäre, du würdest dich rarmachen, bin dir eigentlich dankbar. Du erinnerst mich daran, dass Stimmigkeit herrschen muss zwischen Körper, Seele und Geist. Lass uns doch Freunde auf Entfernung sein.

Lieber Magenschmerz,

vor zweieinhalb Jahren bist du ohne Vorwarnung vor meiner Haustür aufgetaucht. Da ahnte ich noch nicht, dass du dich pudelwohl fühlen, dir bei mir ein Nest bauen und mein engster Begleiter werden würdest – und ich dich nicht wieder loswerden würde.

Du hast dich auf Zehen eingeschlichen wie ein Dieb und langsam angefangen, jeden Aspekt meines Lebens zu durchdringen. Zuerst folgte ich der Annahme, du seist ein nerviger Besucher, den ich schnell aus meinem Leben entfernen könnte. Stattdessen vergingen Wochen und Monate, in denen dein Einfluss wuchs und damit meine Frustration. Ich suchte verzweifelt nach Antworten. Wo kamst du her? Wann würdest du gehen? Aber am wichtigsten: Warum warst du hier? Was wolltest du mir sagen und zeigen?

Liebster Magen (da du mich rechtzeitig in die Schranken gewiesen hast, indem du auf meine körperliche Überanstrengung mit Schmerzen und Übelkeit reagiert hast), böser Magen (da du jetzt schon seit Jahren auf jede Kleinigkeit gereizt reagierst), in den ersten Monaten versuchte ich hartnäckig, dich loszuwerden. Waren meine Unverträglichkeiten das Problem? Meine „besten Freunde" Laktose-, Fruktose- und Histamin-Intoleranz? Ich sehnte mich nach einer Diagnose mit Namen. Schwarz auf weiß eine Diagnose zu erhalten, war jedoch nicht so einfach wie erwartet. Alle Tests kamen mit „unauffälligem Befund" zurück. Ein Grund zum Feiern, oder nicht? Warst du dadurch weniger schmerzhaft und alarmierend? Wenn da nichts war, warum hatte ich dann das Gefühl, dass du mir täglich ein Messer in den Bauch rammst? Warst du nur das Produkt meiner Fantasie?

Beim Gedanken, dass du einen psychosomatischen Ursprung haben könntest, drehte sich mir der Magen um (zum Glück nicht im wahrsten Sinne des Wortes). Warum? Weil psychosomatisch heißen musste, dass ich selbst der Anstifter war? Weil ich glaubte, somatische Krankheiten könnten leichter und schneller mit handfesten Mitteln behoben werden? Ich weiß es nicht, aber ohne Kampf wollte ich dich nicht mein Lebensgefährte sein lassen. Ich besuchte viele Spezialisten, die mich Gastroskopien, Endoskopien und Bluttests unterzogen und mir Schmerzmedikamente verschrieben. So-

gar Homöopathie und ein strenger Diätplan wurden eingeführt. Ich schäme mich zuzugeben, dass ich mir manchmal nur irgendein Ergebnis wünschte, egal wie alarmierend es auch sein mochte. Nach ungefähr sechs Monaten bekam ich endlich das ersehnte Label für die Schmerzen. Hat das Etikett geholfen? Hat es das Schmerzniveau oder sogar die Behandlung verändert?

Je mehr Zeit verging, desto stärker hast du dich auf mein körperliches und psychisches Wohlbefinden ausgewirkt. Mein Körper war dir gegenüber so empfindlich, dass schon ein paar Bissen oder ein leichtes Reiben dich aktivieren konnten und es sich anfühlte wie eine offene Wunde, in die Salz gestreut wurde. Unter deinem Einfluss wurde ich von einer Leistungssportlerin zur „Frührentnerin". Essen wurde von meinem besten Freund zu meinem meistgehassten Feind. Du hast mich konditioniert wie einen Pawlow'schen Hund. Die Angst vor den Schmerzen war immer bei mir, ich sah überall Auslöser, egal ob es rational war oder nicht.

Ich war ratlos, wie ich reagieren sollte. Du machst mich so hilflos. Ich war immer stolz darauf gewesen, ein gesundes, ausgeglichenes Leben mit Sport, Studium, Freunden und Glauben zu führen. Nur verstand ich nicht, dass die Dosierung der einzelnen Aktivitäten mein Problem war.

Mir wurde bewusst, dass ich jegliche Kontrolle verloren hatte. Die Kontrolle über meine Hobbys, meine Ernährung, meine Stimmung.

Vielleicht versuchst du mir eine Lektion zu erteilen, damit ich lerne, mit meiner Angst vor der Ungewissheit umzugehen und meinen Wunsch zu zügeln, Kontrolle über jeden Aspekt meines Lebens zu haben. Vielleicht ist dies meine Chance loszulassen und darauf zu vertrauen, dass es in Ordnung sein wird, wenn ich die Zügel nicht immer in der Hand halte. Aber wie kann ich loslassen, wenn du dich in jede meiner alltäglichen Aktivitäten einmischst? Ich kann nie vorhersagen, wie, wann und in welchem Maße du zuschlagen wirst. Diese Unvorhersehbarkeit erweckt in mir ein Gefühl der Hilflosigkeit und Angst, Gefühle, die ich verachte. Aber ist es genau das, was ich verstehen soll?

Als ich über dein schlechtestes Charaktermerkmal reflektierte, kam ich zu dem Schluss, dass es weder die Übelkeit noch die Appetitlosigkeit und nicht einmal der stechende Schmerz ist. Es ist die stete Unsicherheit: Wie lange würde es dauern bis zur Genesung? Wie würde es in ein paar Tagen sein, oder auch nur in den nächsten Stunden?

Du störst meinen Gerechtigkeitssinn: Ich habe nichts gegen Einschränkungen beim Essen, aber ist es fair, dass ich mich an einen eingeschränkten Ernährungsplan halte, wenn es keinen Unterschied hinsichtlich des Schmerzniveaus zu geben scheint? Wo ist mein Anreiz, dies durchzuhalten? Die psychologischen Auswirkungen, die du hast, nehmen mit der Zeit exponentiell zu. Die Schlachten, die wir jetzt führen, schwächen mich mehr als die Kämpfe bei deiner ersten Ankunft. Ich finde es zunehmend anstrengender, mit dir zu ringen, meine Einsatzbereitschaft ist im Vergleich zum Anfang unserer gemeinsamen Zeit gering.

Ich kann dich nicht wirklich akzeptieren, denn obwohl du mir auch viele Lektionen und Segnungen gebracht hast, hattest du auch viel Härte und Schmerz im Gepäck. Was mir den größten Schmerz bereitet, ist, dass du deine Auswirkungen nicht nur auf mich begrenzt hast, sondern mit der Zeit ein eigenständiges Mitglied in meiner Familie geworden bist, mit Vetorecht am Verhandlungstisch.

Immer wieder raten mir Leute, dich nicht zum Mittelpunkt meines Lebens zu machen. Ich stimme ihnen zu, dass es wichtig ist, nicht die Krankheit zu werden, sondern die Krankheit zum Teil des Ichs zu machen. Obwohl ich das verstehe, habe ich Mühe, es umzusetzen. Wie kann ich dich ignorieren, wenn du ständig versuchst, im Fokus meiner Aufmerksamkeit zu stehen? Warum kann ich nicht sehen, was du mir sagen willst? Ich kämpfe innerlich darum, mein Leben im gleichen Tempo wie zuvor fortzusetzen, kann aber nicht so tun, als würde ein Lächeln oder Stillschweigen deine Existenz und Wirkung schmälern.

Halbiert sich ein Schmerz, wenn er geteilt wird? Soll ich anderen von dir erzählen oder störe ich sie damit? Dies ist ein ständiger Kampf in meinem Kopf. Ich wollte offen und ehrlich sein, aber ich verachtete es, in jedem Gespräch eine Last oder das Zentrum der Aufmerksamkeit zu sein. Aber ist man wirklich eine Belastung, wenn man Leute an sich heranlässt und eine gewisse Verwundbarkeit zeigt? Ist das wirklich ein Zeichen von Schwäche? Ist es besser, diesen Kampf in Stille zu führen und nur meine harte Hülle zu zeigen? Ein Gleichgewicht zu finden zwi-

schen der ständigen Verbalisierung meiner Schmerzen und der extremen Abgeschiedenheit, alleine mit dir umzugehen, ist eine meiner größten Schlachten, und ich kann nicht sagen, dass ich sie schon gewonnen habe. Jedes Mal, wenn mein Fall erneut eröffnet wurde, wirbelten neue mögliche Diagnosen um mich herum. Alte Befunde wurden abgestaubt und ein kleiner Spalt der Geheimniskiste öffnete sich. „Vielleicht ist es x, y oder z. Wir müssen die Tests wiederholen." Dies bedeutete so manche Nacht, dass meine Mahlzeiten zur Vorbereitung auf die bevorstehenden diagnostischen Tests durch abführende Cocktails ersetzt wurden. Doch dann wieder „unauffällige Befunde". Hatte ich meine Zeit und Energie verschwendet, um nach etwas zu suchen, das ein Produkt meiner Fantasie war? Ausichtslosigkeit und Zweifel schlichen sich ein und überdeckten jeden Hoffnungsschimmer. Gerade als ich mich entschlossen hatte, nie wieder einen Arzt aufzusuchen (ja, ich sehe die Ironie meines eigenen medizinischen Karrieregangs), erhielt ich plötzlich die Antwort. Du warst das seltene Dunbar-Syndrom, von dem 1 von 200.000 Menschen betroffen sind. Wie sich herausstellte, schlang sich ein Ligament komplett um den Ast meiner Aorta, die meinen Magen mit Blut versorgte, wodurch sich der Blutfluss zu meinem Magen auf 50 Prozent reduzierte.

Wenn man auf Essen verzichtet, bleibt dies unbemerkt. Deshalb besuchten meine „Freunde" Übelkeit und Schmerzen mich auch nicht, wenn ich nichts aß. Aber wenn ich aß, stieg der Durchblutungsbedarf meines Magens und sie klingelten wieder bei mir. Die Therapie sah eine riskante und selten durchgeführte Operation vor, aber dass ich dich endlich loswerden würde, war mir das Risiko wert.

Wenn ich über deinen Besuch reflektiere, war nicht alles schlecht: Du hast mich gezwungen zu sehen, was ich jahrelang ignoriert hatte. Du wurdest zur Notbremse meines Lebens. Du hast mir gezeigt, dass Schmerzen eine Ansammlung mehrerer Faktoren in einem Aufschaukelungsprozess sind. Viele Ursachen meiner Krankheit hatten sich vor Jahren eingenistet. Das Training für den Halbmarathon und der Stress meines Perfektionismus waren nur die letzten Tropfen, die das Fass zum Überlaufen brachten.

Ich hatte nicht bemerkt, dass du jahrelang Signale gesendet hast, dass es Zeit war, mein Tempo zu mindern. Ich ignorierte die piepende Tankanzeige, die mich aufforderte, Benzin nachzufüllen, bis das Auto, das mein

Körper war, zum Stillstand kam. Du hast mir beigebracht durchzuatmen, und mir dabei geholfen, zu erkennen, dass einige Dinge sich meiner Kontrolle entziehen, unabhängig davon, wie viel Einsatz ich aufbringe. Du hast mir den Wert von Gesundheit gezeigt, den weder eine Zahl auf der Waage noch finanzielle Mittel je beschreiben können. Vor allem aber hast du mir einen Einblick in das Leben eines chronisch kranken Patienten gegeben und mir beigebracht, mich meinen Ängsten zu stellen und zu kämpfen, auch wenn es bedeutet, Tag für Tag hinzufallen und wieder aufzustehen.

Liebster Magenschmerz, versteh mich nicht falsch: Vielen Dank, dass du gekommen bist, aber du hast deine Abreise schon viel zu lange hinausgezögert. Bitte pack deine Koffer. Ich werde mich anhand deiner großzügigen Souvenirs und Narben immer an dich erinnern.

Dankeschön
Samira

Epilog

Eine Frau war mit ihrem Schicksal unzufrieden: Sie war ärmer als alle anderen und das Brot reichte nie für ihre sieben Kinder. Ihr Mann war schon früh gestorben. Da erschien ihr eines Nachts, nach verzweifeltem Gebet, ein Engel, der ihr einen Sack gab und befahl, alle ihre Sorgen und Nöte hineinzuwerfen. Der Sack war kaum groß genug, um so viel Kummer, Sorgen und Ängste zu fassen. Der Engel aber nahm sie bei der Hand und führte sie, die, stöhnend und vor sich hin schimpfend, den Sack trug, in den Himmel. Oben angekommen, staunte die Frau. Sie hatte sich den Himmel anders vorgestellt. Die Wolken waren alle Sorgensäcke. Und auf dem größten der Säcke saß ein alter, sehr ehrwürdiger Herr, der ihr aus der Kindheit von Bildern her noch bekannt war. Der Allwissende wusste auch um ihre Sorgen – hatte er doch ihre Gebete und Flüche tagtäglich gehört. Er gebot ihr, den Sack abzustellen, und sagte, sie dürfe alle anderen Säcke öffnen und in sie hineinschauen. Für einen aber müsse sie sich entscheiden und ihn in ihr Erdenleben zurücknehmen. Sie öffnete einen Sack nach dem anderen und fand Ärger, Probleme, bedrängende Konflikte, Langeweile und Ähnliches mehr. Viele dieser Dinge kamen ihr fremd vor, andere bekannt, und von wiederum anderen wusste sie nicht recht, ob sie sie schon einmal gesehen hatte oder nicht. Mühsam arbeitete sie sich durch die Wolken hindurch, bis sie endlich zu dem letzten Sack kam. Diesen öffnete sie, breitete den Inhalt aus, gliederte ihn und erkannte, dass es ihrer war. Als sie den Sack hob, kam er ihr viel leichter vor, mehr noch: Ihre Sorgen quälten sie nicht mehr, ihre Schmerzen taten nicht mehr weh. Stattdessen sah sie reale Missstände und lohnende Ziele.[71]

Nun gut, ich schrieb also einen Brief an meine Schmerzen. War ich nun geheilt? Keineswegs. Der Brief gab mir aber die Möglichkeit, meine Krankheit in ihrer Ganzheit zu betrachten und dabei auch die Lektionen und Fähigkeiten, die ich nur durch sie gewonnen hatte, zu erkennen. Losgelöst von Emotionalität kommunizierte ich mit den „Übeltätern“, und so entstand eine Verhandlungsbasis zwischen uns, auf der wir einen Vertrag über unsern zukünftigen Umgang miteinander schließen konnten.

Immer wieder hatte mich die Frage gequält, wieso ich von „einfachen“ Schmerzen aus der Bahn geworfen wurde. Schließlich waren es doch nur Bauchschmerzen. Und doch regierten sie mein Leben. Im Prozess des Schreibens sah ich, dass ich die Komplexität dieser Schmerzen vereinfacht und unterschätzt hatte. Die Akkumulation verschiedener Faktoren hatte einen aufschaukelnden Prozess in Gang gesetzt. Viele Ursachen meiner Erkrankung hatten sich schon vor Jahren eingenistet. Das Training für den Halbmarathon und der Stress, den ich mir dank meines Perfektionismus im Studium machte, versetzten mir nur den letzten Stoß. Ich war zum Stillstand gekommen, ich konnte die blinkenden und piependen Notsignale nicht mehr ignorieren. Ich musste mit meinem Körper in Kontakt treten.

Leider gab es Barrieren bei der Kommunikation, wir sprachen verschiedene Sprachen. Ich musste erst lernen, die Botschaft der Schmerzen zu verstehen. Letztendlich wollten sie nicht nur gehört werden, sie kamen auch mit Bedingungen. Ich sollte ihre Wünsche in meinem Leben umsetzen, in diesem Punkt waren sie unbeirrbar und gnadenlos ehrlich. Und es fiel mir alles andere als leicht, diese Forderungen zu akzeptieren und sie umzusetzen. Deshalb liebte mein Großvater wohl auch dieses Zitat von Sokrates so sehr: „Frage den Kranken erst, ob er bereit ist, alles aufzugeben, was ihn krank macht. Erst dann kannst und darfst du ihm helfen.“

Ich bin keineswegs eine Spezialistin für chronische Erkrankungen. Aber während der letzten Jahre, in denen ich viel Zeit auf der „anderen Seite“ der Medizin verbracht habe (als Patientin), und im Prozess des Schreibens und der Beschäftigung mit der Positiven Psychotherapie habe ich doch viel über sie gelernt. Dies sind einige meiner persönlichen Lektionen:

- Chronische Erkrankungen sind nervtötend und stur. Und doch kommen sie zu jedem Einzelnen von uns mit einer individuellen Botschaft. Wir müssen lernen, den Signalen unseres Körpers zu lauschen – und nicht erst dann, wenn sie wie eine Sirene heulen, die sich nicht abschalten lässt. Bereits die leisen Anzeichen geben einen Hinweis auf ein sich aufbauendes Ungleichgewicht. Frühzeitiges Aufhören hilft uns, die Entwicklung chronischer Symptome aufzuhalten (Lasst uns nicht den Gorilla übersehen!).
- Wenn wir Schmerzen haben, sollten wir gleich sichergehen, dass die Tore der Schmerzerweiterung geschlossen bleiben: durch äußere Manipulation (Massagen, Wärmebehandlungen) als auch durch innere (Stressprävention, positive Gedanken, Überprüfung von Bewertungen und Erwartungen).
- Unser Gehirn ist anpassungsfähig, dynamisch und kann neu konditioniert werden. Das sollten wir nutzen, wenn uns Ängste zusetzen. Wir sind in der Lage, positive Verknüpfungen, neue „Informationsautobahnen" aufzubauen, statt immer weiter zu katastrophieren und alte Ängste zu verstärken.
- Der Präfrontale Cortex muss der Amygdala zeigen, wer der Chef ist. Sie überschätzt Gefahren einfach zu häufig und ist zudem noch nachtragend. Anstatt sich mit dem Schmerzgedächtnis in den Strudel von Schmerz, Angst und Vermeidung ziehen zu lassen, können wir beispielsweise durch Konfrontation oder kognitive Umstrukturierung die Reaktion der Amygdala bewusst beeinflussen und unser Empfinden verändern.
- Chronische Erkrankungen sind ein Problem für die Gesellschaft und durch die Gesellschaft. Doch obwohl sie

immer auch eine Familienangelegenheit sind und unser soziales Umfeld beeinflussen, dürfen wir sie nicht den Platz am Kopf der Tafel einnehmen lassen. Unser Umfeld soll nicht zum „Schattenkind“ werden und sich zurücknehmen müssen, um Platz zu machen für unsere Erkrankung und deren Komplizen. Wir können nicht von unserer Familie und unseren Freunden erwarten, dass sie das Ausmaß unserer Symptome vollends verstehen, und wir müssen umgekehrt auch nicht beweisen, dass wir tatsächlich unter unseren Symptomen leiden. Eine Erkrankung braucht keine Validierung von außen. „Schmerz ist das, was der Patient über die Schmerzen mitteilt, sie sind vorhanden, wenn der Betroffene sagt, dass er Schmerzen hat.“[72] Eine der größten Herausforderungen als chronisch kranker Mensch ist deshalb, den Spagat zu schaffen zwischen Ehrlichkeit und Höflichkeit.

- Funktionelle beziehungsweise psychosomatische Erkrankungen können klassisch somatischen Erkrankungen in ihrer Symptomatik sehr ähnlich sein und sind nicht weniger schmerzhaft. Ganz im Gegenteil: Sie können aufgrund der mit ihnen einhergehenden Ungewissheit bezüglich der Ursache deutlich größeren Leidensdruck verursachen und erfordern ebenso eine Behandlung.
- Chronische Erkrankungen sind multifaktoriell und beeinflussen alle vier Bereiche, die im Balance-Modell dargestellt wurden. Egal was die anfängliche Ursache ist, die Psyche wird im Laufe der Zeit in Mitleidenschaft gezogen. Deshalb reicht eine rein somatische Behandlung nicht aus, um das Leid zu lindern.
- Wir sind nicht dichotom kategorisierbar in „krank“ oder „gesund“, sondern befinden uns zeit unseres Lebens auf einem dynamischen Gesundheitskontinuum. Wir müssen unsere gesunden Anteile stärken und innere Resilienz aufbauen, um den äußeren Stressoren entgegen-

zuwirken. Diese Festung, das Kohärenzgefühl, beruht darauf, dass wir das Leben als sinnvoll, bewältigbar und verstehbar empfinden.

- Es sind immer die gleichen wiederkehrenden Konflikte, die uns in unserem Leben Probleme bereiten und sich in verschiedenen Formen zwischenmenschlicher Auseinandersetzungen widerspiegeln. Dabei sind es nicht die großen Makrotraumen, sondern die Mikrotraumen (die sogenannten Kleinigkeiten), die uns Schwierigkeiten bereiten und unsere Symptomatik verstärken.
- Jede Erkrankung betrifft mehrere Ebenen des Seins (Intellekt, Gefühls- und Emotionswelt, Handlungsfähigkeit), weshalb wir diese auch alle adressieren müssen, wenn wir mit unserem signalgebenden Organ oder unseren Symptomen kommunizieren. Der Brief ist hierbei nur ein Medium der Reflexion, um getrennt von unseren Emotionen das gesamte Bild der Erkrankung zu erfassen.
- Häufig verlieren wir uns in den Herausforderungen, vor die die Krankheit uns stellt, und erkennen nicht, dass sie auch positiven Lektionen bereithalten kann – nach dem Motto: „Reiberei erzeugt Wärme" (orientalische Weisheit). So herausfordernd chronische Erkrankungen auch sind, sie repräsentieren jedoch nicht nur Dunkelheit. Häufig bringen sie Charaktereigenschaften und Stärken in uns zum Vorschein, die uns verborgen waren. „Den Wert von Menschen und Diamanten erkennt man erst, wenn man sie aus der Fassung bringt." (Marie von Ebner-Eschenbach) Letztendlich steht oder fällt unsere Lebensqualität mit unserer Bewertung der Krankheit und unserer Fähigkeit, die Symptome als Mitbewohner zu akzeptieren und eine möglichst gute Kohabitation zu ermöglichen.

Es beeindruckt mich zutiefst, mit wie viel Geduld und Durchhaltefähigkeit sich viele Menschen der Herausforderung, die eine chronische Krankheit immer bedeutet, in ihrem Leben stellen, und wünsche mir, dass sie die Hoffnung als ihren Lebenskompass nie verlieren.

> *Manchmal zahlt man den höchsten Preis für Dinge, die man umsonst bekommt.* (Albert Einstein)

Dank

Dieses Buch wäre nie zustande gekommen ohne die große Unterstützung, die ich erfahren habe. Besonders möchte ich mich bei Farid Peseschkian, Leyla Suna und Charlotte Weiss bedanken, für ihr konstruktives Feedback und unermüdliches Korrekturlesen.

Einen wichtigen Beitrag leistete auch die PPT-Familie, die mir stets zur Qualitätssicherung der Methode zur Seite stand: Birgit Werner, Dr. med. Richard Werringloer, Dr. med. Rudolf Hörmann, Dr. med. Hamid Peseschkian – und allen voran mein Vater Dr. med. Nawid Peseschkian, an dessen Analogien und Beispielen ich mich hemmungslos bediente und der stundenlang den manchmal schwierigen Schreibprozess mit seinem Humor und seiner langjährigen Erfahrung begleitete.

Natürlich auch ein großer Dank an alle Briefeschreiber, deren Mut, sich zu öffnen und ihre Krankheitsgeschichte mit all den damit verbundenen Schwierigkeiten zu teilen, ein Kernstück dieses Buchs ausmacht.

Besonderer Dank gebührt meiner Doktormutter, Dr. med. Stefanie Kästner, für das Schreiben des Vorwortes und vor allem ihr Vorbild bei der Behandlung chronischer Schmerzpatienten.

Nicht zu vergessen sind natürlich meine Eltern, meine Schwester und mein Verlobter, welche monatelang meinen Ideen und Unsicherheiten im Entstehungsprozess des Buches ausgesetzt waren.

Und zu allerletzt ein großes Dankeschön an meine geduldige und ermutigende Lektorin, mit der zusammenzuarbeiten ich sehr genossen habe und ohne die es in diesem Buch keine Überleitungen gäbe beziehungsweise ein Buch erst gar nicht entstanden wäre.

Anmerkungen

1 Reichel, Gerhard: Der Indianer & Die Grille. 238 Stories zum Nachdenken und Weitererzählen. Forchheim 2010.

2 Güthlin, C.; Köhler, S; Dieckelmann, M.: „Chronisch krank sein in Deutschland. Zahlen, Fakten und Versorgungserfahrungen“, Institut für Allgemeinmedizin der Goethe-Universität, Frankfurt am Main 2020. http://publikationen.ub.uni-frankfurt.de/frontdoor/index/index/docId/55045.xx

3 Vgl. www.leading-medicine-guide.de/erkrankungen/psyche/psychosomatische-erkrankungen#topics

4 Vgl. www.medical-tribune.de/medizin-und-forschung/artikel/welche-zeichen-deuten-auf-psychogene-anfaelle/

5 Vgl. www.aerzteblatt.de/nachrichten/52669/Jeder-fuenfte-Patient-in-der-Hausarztpraxis-psychosomatisch-erkrankt

6 Serbic, D., Pincus, T., Fife-Schaw, C., & Dawson, H.: „Diagnostic Uncertainty, Guilt, Mood, and Disability in Back Pain“, in: *Health Psychology*, 35(1) 2016, 50–59.

7 Lumley, M.A.; Cohen, J.L.; Borszcz, G.S., et al.: „Pain and Emotion: A Biopsychosocial Review of Recent Research", in: *Journal of Clinical Psychology* 67(9) 2011, S. 942–968.

8 Svebak, S.: „Musculoskeletal Problems and Stress“. in: Fink, G. (Hrsg.): Encyclopedia of Stress, New York 2007, S. 800–806.

9 Vgl. https://lexikon.stangl.eu/1166/neuroplastizitaet/

10 Vgl. https://cdn.aerzteblatt.de/pdf/98/42/a2725.pdf

11 Angaben in „Spuren im Gehirn: Neuroplastizität“ vgl. Mansour, A.R.; Farmer, M.A.; Baliki, M.N., et al.: „Chronic Pain: The Role of Learning and Brain Plasticity“, in: *Restorative Neurology and Neuroscience* 32(1) 2014, S. 129–39.

12 Redelmeier, Donald A.; Katz, Joel; Kahnemann, Daniel: „Memories of Colonoscopy: A Randomized Trial“, Universität Toronto, Kanada 2003.

13 Chand, S.P.; Marwaha, R.: Anxiety. Treasure Island, Florida (USA) 2021.

14 Ebd.

15 Espinoza Oyarce, Daniela A.; Shaw, Marnie E.; Shaw; Alateeq, Khawlah; Cherbuin, Nicolas: „Volumetric Brain Differences in Clinical Depression in Association with Anxiety: A Systematic Review with Meta-analysis“, in: *Journal of Psychiatry and Neuroscience*, Nov. 1, 2020, S. 406–429.

16 Angaben in „Die Komplizen Schmerzgedächtnis und Angst“ vgl. Adolphs, R.: „The Biology of Fear“, in: *Current Biology* 23(2) 2013, R79–R93. – Neugebauer, V.: „Amygdala Pain Mechanisms“, in: Schaible, H-G. (Hrsg.): Pain Control, Berlin, Heidelberg 2015, S. 261–284. Sowie: Vlaeyen, J.W.; Linton, S.J.: „Fear-avoidance and Its Consequences in Chronic Musculoskeletal Pain: A State of the Art“, in: *Pain* 85(3) 2000, S. 317–32. Sowie: Zale, E.L.; Ditre, J.W.: „Pain-Related Fear, Disability, and the Fear-Avoidance Model of Chronic Pain“, in: *Current opinion in psychology* 5 2015, S. 24–30.

17 Angaben in „Wie wir unser Schmerzgedächtnis umprogrammieren können“ vgl. Bischof, H-J.: „Die operante Konditionierung von Ratten“, in: *Praktikum der Verhaltensforschung*, Stuttgart 1978

18 Rampey T.; Loustaunau M.: „Stress-related diseases“, in: Salem Press Encyclopedia Of Health 2016. https://pubmed.ncbi.nlm.nih.gov/31645334/

19 Vgl. Kyrou, I.; Tsigos, C.: „Stress Mechanisms and Metabolic Complications“, in: Hormone Metabolic Response 2007. https://www.ncbi.nlm.nih.gov/pubmed/17578760

20 Vgl. Greenwood, S.; Seyffert, D.; Young, K.: „Human Physiology“, 2013. https://upload.wikimedia.org/wikipedia/commons/c/cd/Human_Physiology.pdf.

21 Herman, J.; Figueiredo, et al.: „Central Mechanisms of Stress Integration: Hierarchical Circuitry Controlling Hypothalamo–pituitary–adrenocortical Responsiveness“, in: Elsevier Journal found in Frontiers in Neuroendocrinology 24, 2003

22 Arnsten, A.F.T.; Raskind, M.A.; Taylor, F.B., et al.: „The Effects of Stress Exposure on Prefrontal Cortex: Translating Basic Research into Successful Treatments for Post-Traumatic Stress Disorder“, in: *Neurobiology of Stress* 1 2015, S. 89–99.

23 Vgl. www.atematelier.ch/tre/stress-und-die-muskulatur/

24 Vgl. www.frontiersin.org/articles/10.3389/fpsyt.2019.00808/full sowie Entringer. S.; Buss, C.; Heim, C.: „Frühe Stresserfahrungen und Krankheitsvulnerabilität“, in: *Bundesgesundheitsblatt – Gesundheitsforschung – Gesundheitsschutz* 59(10) 2016. S. 1255–61.

25 Holmes, Thomas; Rahe, Richard: „The Social Readjustment Rating Scale“, in: *Journal of Psychosomatic Research* 11, 1967.

26 Für weitere Angaben zum Thema Stress vgl. Folkman, S.: „Stress: Appraisal and Coping“, in: Gellman, M.D.; Turner, J.R. (Hrsg.): Encyclopedia of Behavioral Medicine. New York, New York (USA) 2013, S. 1913–15. sowie: Peseschkian, Nawid; Peseschkian, Nossrat: Lebensfreude statt Stress: Persönliche Stressfaktoren erkennen und hinter sich lassen. Anstöße – Übungen – orientalische Weisheiten, Stuttgart 2009.

27 Angaben in „Der Komplize Schlaf – Die Teufelsspirale“ vgl. Dick, B.D.; Rashiq, S.: „Disruption of Attention and Working Memory Traces in In-

dividuals with Chronic Pain", in: *Anesthesia & Analgesia* 2007, S. 104–105. Sowie: Lentz, M.J.; Landis, C.A.; Rothermel, J., et al.: „Effects of Selective Slow Wave Sleep Disruption on Musculoskeletal Pain and Fatigue in Middle Aged Women", in: *The Journal of Rheumatology* 26(7) 1999, S.1586–92.

28 Vgl. Aminoff, Michael J.; Boller, François; Swaab, Dick, F.: „We spend about one-third of our life either sleeping or attempting to do so", in: Handbook of Clinical Neurology 2011.

29 Abel, T.; Havekes, R.; Saletin, J.M.; Walker, M.P.: „Sleep, Plasticity and Memory from Molecules to Whole-brain Networks", in:Current Biology, September 2013. https://www.ncbi.nlm.nih.gov/pubmed/24028961

30 Vgl. https://bomedus.com/blog/blogartikel/56_schlafstoerungen-schlecht-schlafen-und-zu-wenig-schlaf-wegen-schmerzen/#:~:text=Bei%20chronischen%20Schmerzen%20sind%20Schlafst%C3%B6rungen,sich%20selbst%20bedingenden%20Abw%C3%A4rtsspiralen%20kommt.

31 Pulvers, Kim; Hood, Anna: „The Role of Positive Traits and Pain Catastrophizing in Pain Perception", in: *Current Pain and Headache Reports*, Nr. 17, 2013.

32 www.ncbi.nlm.nih.gov/pmc/articles/PMC3677534/#:~:text=Pain%20catastrophizing%20is%20a%20well,provides%20support%20for%20this%20relationship

33 Vgl. https://bomedus.com/blog/blogartikel/56_schlafstoerungen-schlecht-schlafen-und-zu-wenig-schlaf-wegen-schmerzen/#:~:text=Bei%20chronischen%20Schmerzen%20sind%20Schlafst%C3%B6rungen,sich%20selbst%20bedingenden%20Abw%C3%A4rtsspiralen%20kommt.

34 Koesling, Dominik; Kieselbach, Kristin; Bozzaro, Claudia: „Chronischer Schmerz und Gesellschaft. Soziologische Analyse einer komplexen Verschränkung", in: *Der Schmerz*, 33, 2019.

35 Peacock, S., Patel, S.: „Cultural Influences on Pain", in: *Reviews in Pain* 1(2) 2008, S. 6–9.

36 Sharma, S.; Abbott, J.H.; Jensen, M.P.: „Why Clinicians Should Consider the Role of Culture in Chronic Pain", in: *Brazilian Journal of Physical Therapy* 22(5) 2018, S. 345–346.

37 Vgl. https://theconversation.com/how-different-cultures-experience-and-talk-about-pain-49046

38 Vgl. https://www.singapur.net/thaipusam-festival-in-singapur.php#:~:text=Thaipusam%2C%20das%20Fest%20der%20Schmerzen,die%20heutige%20Serangoon%20Road%20an.&text=Diese%20untereichen%20sie%20durch%20das%20Zuf%C3%BCgen%20von%20Schmerzen.

39 Der Bahai-Glaube ist eine weltweit verbreitete Religion. Sie lehrt den monotheistischen Glauben an einen allwissenden und allliebenden Gott.

40 Vgl. https://www.faz.net/aktuell/wirtschaft/depressionen-jeder-vierte-junge-mensch-hat-psychische-probleme-15462273.html

41 Zum Thema Schmerz vgl. auch: Lewandowski, W.; Morris, R.; Draucker, C.B., et al.: „Chronic Pain and the Family: Theory-driven Treatment Approaches", in: *Issues in Mental Health Nursing* 28(9) 2007, S. 1019–44.

42 Vgl. https://www.deutsche-depressionshilfe.de/depression-infos-und-hilfe/rat-fuer-angehoerige

43 Vgl. z.B. Mishel, M.H.: „Uncertainty in acute illness", in: Annual Review of Nursing Research 1997. https://pubmed.ncbi.nlm.nih.gov/9262787/

44 Seidel, E. M.; Pfabigan, D.; Hahn, A., et al.: „Uncertainty During Pain Anticipation: The Adaptive Value of Preparatory Processes", in: *Human Brain Mapping* (36) 2014.

45 Vgl. www.achtsam-und-klar.de/erläuterungen/artikel-stress

46 Peseschkian, Nossrat: Positive Psychotherapie: Theorie und Praxis einer neuen Methode, Frankfurt am Main, 1985.

47 Freud, Siegmund: Schriften zur Behandlungstechnik. Frankfurt am Main, 1982 (1942).

48 „Global Burden of Disease", in: *The Lancet* 2015.

49 Vgl. www.gbe-bund.de/pdf/GESBER2015.pdf

50 Wittchen, H.U.; Jacobi, F.; Rehm, J.; Gustavsson, A.; Svensson, M.; Jönsson, B.; Olesen, J.; Allgulander, C.; Alonso, J.; Faravelli, C.; Fratiglioni, L.; Jennum, P.; Lieb, R.; Maercker, A.; Os, J. van; Preisig, M; Salvador-Carulla, L.; Simon, R.; Steinhausen, H.C.: „The Size and Burden of Mental Disorders and Other Disorders of the Brain in Europe 2010", in: *European Neuropsychopharmacology*, Sep 2011. https://pubmed.ncbi.nlm.nih.gov/21896369/

51 Vgl. https://www.herzstiftung.de/Herzinfarkt-bei-Frauen.html

52 Zum Beispiel zur Familienplanung mit HIV Vgl.: www.pharmazeutische-zeitung.de/ausgabe-162013/gesundes-kind-trotz-infektion/ Sowie: https://deximed.de/home/klinische-themen/infektionen/patienten-informationen/hiv-und-aids/hiv-uebertragung-von-der-mutter-auf-das-kind/#:~:text=Wenn%20die%20Mutter%20eine%20HIV,sich%20das%20Kind%20infiziert%20hat.

53 Vgl. https://www.ggg.at/2017/04/28/selbstmordrisiko-bei-hiv-positiven-doppelt-so-hoch/

54 Vgl. Peseschkian, Nossrat: Wenn du etwas willst, was du noch nie gehabt hast, dann tu, was du noch nie getan hast, Freiburg i.Br. 2002.

55 Verfassung der Weltgesundheitsorganisation, New York 1946. https://www.bundespublikationen.admin.ch/cshop_mimes_bbl/14/1402EC7524F81EDAB689B20597E1A5DE.PDF

56 Zubin, Joseph; Spring, Bonnie: „A New View of Schizophrenia“, in: *Journal of Abnormal Psychology* 86, 1977.

57 Vgl. https://www.leitbegriffe.bzga.de/alphabetisches-verzeichnis/salutogenese/

58 Richter, Curt: „On the Phenomenon of Sudden Death in Animals and Man“, in: Psychosomatic Medicine 1957. http://ovidsp.ovid.com/ovidweb.cgi?T=JS&PAGE=reference&D=ovfta&NEWS=N&AN=00006842-195705000-00004..

59 Vgl. Wachholtz, A.B.; Pearce, M.J.: „Does spirituality as a coping mechanism help or hinder coping with chronic pain? ", in: *Current Pain and Headache Reports* 13(2) 2009, S. 127–132. Sowie: Fiori, K.L.; Brown, E.E.; Cortina, K.S., et al.: „Locus of Control as a Mediator of the Relationship Between Religiosity and Life Satisfaction: Age, Race, and Gender Differences", in: *Mental Health, Religion & Culture* 9(3) 2006, S. 239–63.

60 Koenig, H.G.: „Religion, Spirituality, and Health: The Research and Clinical Implications", in: *ISRN Psychiatry* 2012.

61 O'Neill, Debra P.; Kenny, Elaine K.: „Spirituality and Chronic Illness“, in: The Journal of Nursing Scholarship, Oktober 2007. https://sigmapubs.onlinelibrary.wiley.com/doi/abs/10.1111/j.1547-5069.1998.tb01305.x

62 Peseschkian, Nossrat: Klug ist jeder. Der eine vorher, der andere nachher. Freiburg i. Br. 2003.

63 Fung, H.H.; Carstensen, L.L.; Lutz, A.M.: „Influence of Time on Social Preferences: Implications for Life-span Development", in: Psychology and Aging, Dezember 1999. https://pubmed.ncbi.nlm.nih.gov/10632147/

64 Medizinisch gesehen: Wachstum eines Organes durch vermehrte Beanspruchung. In diesem Zusammenhang: vergrößerter Stellenwert, vergrößerte Raumeinnahme.

65 Reduktion durch Vernachlässigung.

66 Peseschkian, Nossrat: Klug ist jeder. Der eine vorher, der andere nachher. Freiburg i. Br. 2003.

67 Peseschkian, Nossrat: Steter Tropfen höhlt den Stein: Mikrotraumen – Das Drama der kleinen Verletzungen, Frankfurt am Main 2005.

68 Peseschkian, Nossrat: Der Kaufmann und der Papagei. Orientalische Geschichten in der Positiven Psychotherapie, Frankfurt am Main 1979.

69 Peseschkian, Nossrat: Wenn du willst, was du noch nie gehabt hast, dann tu, was du noch nie getan hast, Freiburg i. Br. 2019.

70 Vgl. http://www.theinvisiblegorilla.com/gorilla_experiment.html

71 Peseschkian, Nossrat: Es ist leicht, das Leben schwer zu nehmen. Aber schwer, es leicht zu nehmen. Freiburg i. Br. 2020.

72 Frei nach: McCaffrey, Margo; Pasero, Chris: Pain: Clinical Manual 1999.